RECHERCHES

ET

OBSERVATIONS

SUR

LES TUMEURS

DES PARTIES GÉNITALES,

CONNUES SOUS LES NOMS

D'ÉLÉPHANTIASIS DES ARABES, DE MALADIE
GLANDULAIRE DE BARBADE, ETC.

PAR

J.-P. CAFFORT,

CHIRURGIEN DE L'HÔTEL-DIEU DE NARBONNE, MEMBRE CORRES-
PONDANT DE L'ACADÉMIE ROYALE DE MÉDECINE, DES
SOCIÉTÉS ROYALES DE MÉDECINE DE TOULOUSE,
MARSEILLE, ETC.,

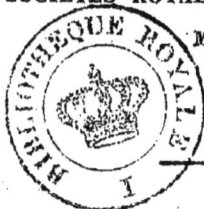

MONTPELLIER,
CHEZ M.e V.e AVIGNON, NÉE SALGUES,
RUE ARC-D'ARÈNES, N.º 1.
1834.

RECHERCHES

ET

OBSERVATIONS

SUR

LES TUMEURS

DES PARTIES GÉNITALES,

CONNUES SOUS LES NOMS

D'ÉLÉPHANTIASIS DES ARABES, DE MALADIE GLANDULAIRE DE BARBADE, ETC.

Les parties génitales sont quelquefois le siége d'une maladie qui leur fait acquérir un volume énorme. Quelques observations de ce genre, publiées isolément dans différens ouvrages et à des époques éloignées, n'ont pu répandre qu'une faible lumière sur une semblable matière. Aussi existe-t-il beaucoup d'incertitude sur la nature et sur le traitement de cette maladie, peu connue jusques ici, et que la rareté permet peu d'étudier. A la vérité, M. Alard, dans son ouvrage sur l'inflammation des vaisseaux absorbans lymphatiqués, a éclairci quelques points de l'histoire de cette maladie, mais ce sujet est loin d'être épuisé par le travail de ce médecin. Un fait de cette espèce qui s'est offert, il y a quelque temps, à mon observation, m'a fourni l'occasion de faire quelques recherches qui me paraissent présenter assez d'intérêt pour mériter l'attention des praticiens.

PREMIÈRE PARTIE.

Toute bonne description d'une maladie devant nécessairement reposer sur des observations cliniques, je vais commencer par exposer les faits que nous possédons sur cette affection, en ayant soin de noter brièvement ce qu'ils offrent de remarquable. Du rapprochement et de la comparaison de ces mêmes faits je déduirai ensuite l'histoire de la maladie.

1.re *Observation.*

La première observation que je vais citer est consignée dans une lettre qu'un jésuite écrivit des Indes à Dionis.

Il est venu cette année, écrivait-il, un pauvre Malabou de cinq lieues d'ici, qui avait un sarcocèle inégal, dur comme une pierre; il avait un pied, trois pouces et six lignes de longueur, et un pied, trois pouces de largeur sur le devant, parce que sur le derrière il était plus petit; il avait de circonférence trois pieds, six pouces et sept lignes; il pesait, autant que je l'ai pu juger, soixante livres. J'ai cru que je ne devais pas manquer à vous en envoyer la figure, ce que j'ai fait avec bien du plaisir, afin que vous en puissiez mieux juger. Voici comme cela lui est arrivé et ce qu'il m'a dit.

A l'âge de dix ans, il lui vint une tumeur au scrotum, les Malabous la lui percèrent, il en sortit de la matière bien louable; l'ayant pansé pendant quelque temps, ils firent fermer cette plaie; trois ou quatre mois après, il commença à sentir une pesanteur dans cette partie; il n'y fit rien de quelque temps, et ensuite il commença à s'enfler un peu; il alla trouver l'homme qui l'avait traité autrefois; cet homme lui mit quelques remèdes, cela ne put pas l'empêcher de croître de la grosseur que vous voyez dans cette planche; au commencement il ne pouvait pas marcher, mais la misère l'obligea à aller demander l'aumône de portes en portes; il s'est accoutumé à marcher peu à peu, et de présent il ne lui fait pas beaucoup de mal; mais cela l'embarrasse fort par sa pesanteur, et parce qu'il est obligé de marcher fort large.

Je rapporte ici cette observation , non qu'elle soit une des plus intéressantes que nous ayons aujourd'hui sur cette singulière maladie , mais parce que c'est le premier fait de ce genre qui ait été connu en France, et parce que, pendant assez long-temps , il a été considéré comme unique dans les fastes de la Chirurgie.

En 1759, Mellée de la Touche publia dans le Journal de Médecine, la description d'une tumeur en tout semblable à la précédente; il l'avait observée sur un Allemand des environs de Camber, âgé de 70 ans, qui en était affecté depuis vingt ans, et à qui elle était survenue à la suite de coups de pied qu'il avait reçus sur les bourses.

Morgagni a consigné dans son ouvrage deux observations de semblables tumeurs, mais comme elles ne diffèrent de celles que je rapporterai plus loin, que par le volume des bourses, et qu'elles ne peuvent pas mieux faire connaître la nature de la maladie, je pense qu'il convient de les passer sous silence pour ne pas prolonger inutilement ce mémoire.

Le D.r Scholte a également décrit dans les transactions philosophiques de Londres de 1783, un de ces prétendus sarcocèles qui avait été observé sur un nègre du Sénégal : il avait deux pieds et demi de longueur, environ dix-huit pouces de largeur et pesait au moins cinquante livres. Le malade portait cette infirmité depuis plus de vingt-cinq ans.

La seule chose qui soit vraiment digne de remarque dans ces cinq observations, c'est le volume énorme de la tumeur : cependant, sous ce rapport, aucune n'offre autant d'intérêt que celle que l'on trouve dans l'Histoire de la Société de Médecine pratique de Montpellier. Il s'agit d'un nommé Lajoux de Montolieu, âgé de 50 ans, qui dans son bas âge avait deux hernies inguinales, et dont le scrotum acquit un tel volume, qu'il pesait 83 livres et demie ; cette tumeur descendait jusqu'au niveau des malléoles ; son pédicule avait un pied neuf pouces de circonférence, et sa partie la plus large, trois pieds sept pouces.

Observez quel prodigieux accroissement peut acquérir le scrotum devenu le siége de cette maladie, et notez bien qu'aucun des individus qui font le sujet de ces observations n'avait la santé autrement altérée. Cette infirmité dégoûtante ne leur causait d'autre incommodité qu'une gêne plus ou moins grande dans la marche, et cette gêne même n'était pas si considérable, puisque Lajoux, qui, sans contredit, était celui qui se trouvait le plus cruellement affecté, pouvait faire jusqu'à deux lieues par jour.

Le Baron Larrey, pendant la mémorable campagne d'Egypte, a eu l'occasion de voir plusieurs personnes affectées de cette maladie. A son retour, il a publié un mémoire dans lequel se trouvent les observations qu'il a recueillies. Je vais les rapporter en détail, parce qu'elles peuvent jeter un grand jour sur la nature de cette maladie.

2.ᵐᵉ *Observation.*

Un vieillard sexagénaire du Kaire me fit appeler pour un sarcocèle énorme, qu'il portait depuis une vingtaine d'années, et qui, à raison de sa grosseur, l'avait obligé de garder le lit. Le désir de se délivrer de cette affreuse infirmité, l'avait engagé à consulter les Médecins du pays, qui avaient inutilement essayé différens moyens, tels que le feu, les caustiques concentrés, les incisions, et les répercussifs les plus forts. Le dernier médecin qu'il consulta, traversa la tumeur d'un côté à l'autre, à l'aide d'une grosse aiguille large et tranchante sur la pointe, armée d'un gros séton de linge effilé. Cette opération se fit sans douleur et sans lésion aux testicules, ce qui prouve qu'ils ne participaient pas à la distention démesurée des bourses. Ce séton, qu'on fesait courir journellement, avait déterminé un écoulement séreux assez abondant, et d'une odeur nauséabonde. (Le malade était, en outre, affecté d'éléphantiasis). L'usage prolongé du séton avait causé un peu de diminution à la tumeur. Cependant ce séton ne promettait pas plus que les autres moyens que l'on avait employés. Je proposai l'amputation dont le malade sentit lui-même la nécessité, et j'allais la pratiquer, lorsque l'ordre de me rendre à Alexandrie, que les Anglais menaçaient d'un débarquement, me força de laisser cet infortuné vieillard.

3.me *Observation.*

Je priai le Cit. Malzac, Membre de la Commission des Arts, de vouloir bien me dessiner le sarcocèle du nommé Mahammet Ybrahim, que je vis à Alexandrie. Cet infortuné, âgé d'environ soixante ans, était aveugle et affecté en même temps d'un éléphantiasis, qu'il portait depuis longues années. Ses jambes, mesurées, étaient moitié plus grosses que ses cuisses, et ses pieds monstrueux. La peau, vers la moitié supérieure de la jambe, était lisse, marbrée et traversée çà et là par des veines variqueuses; l'autre moitié et le pied étaient couverts de croûtes jaunâtres, épaisses, rugueuses, disposées en écailles et séparées de distance en distance, surtout aux endroits des articulations, par des sillons profonds et ulcérés, d'où découlait une humeur ichoreuse et fétide. Les croûtes étaient plus considérables au coude-pied et sous les malléoles, que partout ailleurs. Des gerçures profondes se remarquaient à l'intervalle des orteils, et à la plante des pieds. La pression exercée sur les points les plus engorgés de ses membres, se fesait sans douleur et sans laisser aucune empreinte sensible. Le tissu cellulaire et la peau offraient la résistance du cartilage.

Cet individu avait perdu la vue par suite de l'ophtalmie endémique ; il était décoloré, d'une constitution faible, et traînait une vie languissante.

La tumeur pesait environ 75 livres ; elle était de forme ovalaire, et parsemée, dans la moitié inférieure de sa circonférence, de tubercules rugueux, de croûtes jaunâtres, de sillons et de sinus. Elle était dure, rénitente dans quelques points, mollasse dans d'autres, sans fluctuation, et de couleur brune-noirâtre dans toute sa périphérie. A la partie moyenne et antérieure s'observait une ouverture oblongue entourée d'un rebord calleux et épais, formé par le prépuce. Cette ouverture conduisait au canal de l'urètre, qui se dirigeait obliquement en haut et en arrière vers le pubis. Les corps caverneux se fesaient sentir antérieurement au centre du pédicule de la tumeur, et les testicules sur les côtés et en arrière. Ces derniers paraissaient intacts ; les cordons des vaisseaux spermatiques étaient allongés, d'un volume considérable, et les artères, dont les pulsations étaient très sensibles, paraissaient avoir augmenté de calibre : la peau du bas-ventre s'était allongée pour se prêter à l'extension de la tumeur, en sorte que les poils du pubis se trouvaient beaucoup au-dessous de cette région, tandis que le nombril en était très rapproché......

Cette masse énorme, que cet Égyptien portait à l'aide d'un suspensoir, ne lui causait d'autre incommodité que celle de gêner par son poids les mouvemens de la progression.

4.me *Observation.*

L'agriculteur de la Haute-Égypte portait depuis douze à quinze ans, un sarcocèle qui allait toujours en augmentant. A l'époque où je le vis au Kaire, sa tumeur était énorme, et pesait à peu près cent livres : elle descendait jusqu'au bas des jambes et les forçait à s'écarter : elle était de forme arrondie, de couleur brun-foncé, inégale dans la plus grande partie de sa surface, parsemée de croûtes dartreuses, comme le sarcocèle d'Ybrahim. Le prépuce correspondait également à la partie moyenne de la tumeur, les testicules en occupaient les côtés et la partie supérieure.

Après avoir subi divers traitemens des Médecins égyptiens, il s'adressa à un Médecin anglais qui voyageait en Égypte : dans l'espérance d'une guérison parfaite, il consentit à se laisser appliquer le cautère actuel; mais l'application réitérée de ce moyen ne produisit aucun effet, et la tumeur resta dans le même état. Quelques années après il consulta un Médecin espagnol, autre voyageur, qui porta profondément un instrument tranchant dans la tumeur, persuadé que la maladie consistait en un hydro-sarcocèle ; mais il n'en sortit que très peu de sang, et le sarcocèle, loin de céder à ces moyens, alla en augmentant.

Ces deux opérations, au récit du malade, se firent sans douleur, ou il en éprouva très peu, et il ne survint aucune espèce d'accident. Les cicatrices étaient encore sensibles lorsque je les vis au Kaire pour la première fois, et il était disposé à subir l'amputation que je lui proposais. Les mêmes motifs que les précédens m'empêchèrent de la faire.

Ces dernières observations tendent à prouver que souvent il y a coïncidence entre le prétendu sarcocèle et l'éléphantiasis qui attaque les jambes, et que ces maladies ont entr'elles les plus grands rapports, si ce n'est une identité parfaite. Je reviendrai plus tard sur ce sujet, et alors les observations de M. Larrey me seront d'une grande utilité.

———

5.me *Observation.*

Isidore Picard, âgé de dix-neuf ans, a passé une partie de son enfance à garder les moutons et à faire le métier de valet de basse-cour. Il a par conséquent toujours été exposé aux vicissitudes atmosphériques, dans un pays marécageux, boisé, dans lequel les scrophules, les affections rhumatismales et les fièvres intermittentes sont comme endémiques.

Picard est né de parens sains; sa constitution
est lymphatique, quoiqu'il soit d'ailleurs vigoureux; il n'a jamais eu d'autre maladie que l'engorgement qui fait le sujet de cette observation, si ce
n'est quelques abcès sur diverses parties du corps,
lesquels se sont manifestés avec fièvre à des intervalles de quelques mois. C'est vers l'âge de puberté que l'affection qu'il porte s'est manifestée
sur le scrotum. Sa marche en a été lente, peu
connue, l'accroissement intermittent et toujours
précédé d'un embarras gastrique et de mouvemens
fébriles. La peau de la verge et du scrotum a pris
successivement de l'épaisseur et de la densité; les
tégumens de la verge, après plusieurs accès de fièvre, ont tellement augmenté en circonférence et en
longueur, que le prépuce était contourné sur lui-
même, offrant l'aspect d'un phymosis tout-à-fait
hideux, tant par la grosseur que par la difformité.
Quoique le malade et ses parens assurassent n'avoir
jamais eu de maladie vénérienne, on le soumit à
un traitement mercuriel, et à la suite duquel, pour
remédier à la difformité du membre viril, et donner plus de liberté au cours de l'urine, j'excisai
l'énorme prépuce que j'ai décrit plus haut : il
pesait environ six onces. La plaie fournit une suppuration lymphatico-purulente et se cicatrisa lentement. La portion de peau excisée, soumise à
l'examen anatomique, présenta des cellules déve-
loppées, remplies d'une matière visqueuse, épaisse,

glutineuse, et quelquefois même plus consistante; les vaisseaux sanguins étaient à peine visibles.

Sept ans après le premier traitement, Picard fut une seconde fois confié à mes soins. Il présentait, lors de son arrivée à l'hôpital, un engorgement très douloureux de la peau du scrotum et de la verge. La couleur de ces parties était érysipélateuse; la tumeur avait le volume d'un melon de moyenne proportion; elle était dure et résistait à la pression du doigt. La peau qui recouvre la région pubienne, la racine de la verge, et la moitié supérieure du scrotum était parsemée de petits ulcères superficiels à fond grisâtre, d'où découlait en abondance une matière rousse et ichoreuse. Enfin, la partie du scrotum non ulcérée était d'un rouge brun, et comme hérissée de petites squammes sèches, minces, grises, qui tombaient et se renouvelaient du jour au lendemain. Six semaines avant son entrée, le malade avait éprouvé des coliques, des vomissemens et plusieurs accès de fièvre: Cette indisposition qui lui est familière, lui dure vingt-quatre ou trente heures, et se termine par une sueur abondante : elle annonce à Picard un nouvel accroissement de sa tumeur. La crise dont nous avons été témoins s'est accompagnée d'une douleur aiguë dans les glandes lymphatiques de l'aine, avec engorgement des vaisseaux lymphatiques de la partie interne de la cuisse, engorgement que le malade lui-même appelait une corde noueuse. La peau de la cuisse s'est gonflée, a pris une teinte rosée; les tégumens du scrotum, des aines, du pubis, déjà tuméfiés par les attaques antérieures, sont devenus, en moins de trente heures, le siége d'un énorme engorgement érysipélateux compliqué de l'ulcération ci-dessus décrite.

L'usage d'un vomitif, de lotions émollientes et narcotiques, de bains généraux et d'un régime adoucissant, fit bientôt cesser les accidens inflammatoires. Le malade prit pendant un mois l'opium et la ciguë à fortes doses; ensuite il fut soumis à un traitement mercuriel poussé jusqu'à trente-huit grains de muriate suroxygéné de mercure. Pendant son séjour à l'hôpital, les ulcères se sont cicatrisés, les parties engorgées sont devenues d'un moindre volume que durant la période inflammatoire; mais, malgré cette diminution, le gonflement est resté plus considérable qu'il ne l'était avant cette dernière crise.

Cette observation, recueillie avec soin par M. Gilbert, fait mieux connaitre que toutes les précédentes, la marche que suit le plus ordinairement la maladie pendant son développement. Ce cas offre également ceci de remarquable, c'est que la verge n'a pas été enfouie dans la tumeur, mais que ses tégumens ont grossi séparément du scrotum. Vous allez en voir un autre exemple, à la vérité, mais ce sont les seuls que je connaisse.

Après avoir rapporté les cas dans lesquels la tumeur a été examinée extérieurement, sans que les observateurs aient pu en étudier la structure interne, je vais citer les faits qui peuvent éclairer l'anatomie pathologique, ceux dans lesquels il a été possible d'en faire la dissection.

6.me *Observation.*

Chrétien Kewig avait, en 1723, le scrotum énorme dans toutes ses dimensions, pendant jusqu'aux genoux, de couleur naturelle, rude et rouge à l'endroit qui touche aux cuisses, dur et sans douleur. Les testicules étaient à leur place, de chaque côté de la partie supérieure de la tumeur ; ils étaient sensibles au toucher, et le malade ressentait de la douleur quand on les pressait trop fort. Le pénis était fort allongé, gros à proportion et très dur ; la distance de l'aine à l'extrémité du prépuce avait une aune. Les aines étaient dans leur état naturel ; les cuisses, les jambes et les pieds présentaient une tuméfaction considérable, et vers les genoux et les talons on remarquait des rugosités et des fissures.

Kewig attribuait cette infirmité à un érysipèle intermittent, qui attaqua d'abord les jambes et les pieds, et se propagea jusque sur le scrotum. Il pouvait marcher malgré le poids de cet énorme volume, et se résigna à supporter son mal plutôt que de se livrer à un traitement douloureux. Son appetit était bon, ses digestions se faisaient bien, et il n'avait d'autre incommodité que de temps à autre un peu de difficulté d'uriner.

Deux ans après, en 1725, toutes ces parties étaient devenues plus considérables. Le scrotum tombait plus bas de quelques pouces ; le pénis était monstrueux et plus long que le scrotum : il avait treize doigts de circonférence, allait en diminuant, terminait par une grosseur rouge semblable à une grosse noix, qui était formée par le prépuce. Au-dessus de cette grosseur, recourbée en arrière et comme arrêtée par le frein, on voyait un trou par lequel on pouvait introduire le petit doigt, et qui conduisait au canal de l'urètre. Les testicules étaient si fort enveloppés dans la tumeur, qu'on ne pouvait les sentir comme auparavant. Le scrotum et la verge étaient presque entièrement recouverts de rugosités, de petits tubercules, et d'inégalités plus ou moins sensibles. Le malade étant mort d'une maladie étrangère à celle-ci, on fit l'ouverture du cadavre.

Après avoir incisé la tumeur, on vit que la peau était trois fois plus épaisse que dans l'état naturel, avec plus ou moins de consistance, mais présentant en général une grande compacité. Elle paraissait composée de petites cellules ou séparations qui contenaient une humeur gélatineuse et épaisse, comme dans autant de petites poches. Il en était

de même aux pieds, sur lesquels on fit plusieurs
incisions, et de même aussi dans les tégumens du
pubis. Les testicules paraissaient, au milieu de cette
tumeur, enflés comme le reste. Le testicule droit,
après qu'on l'eut dépouillé de sa tunique vaginale,
n'était pas moindre qu'un œuf d'oie. Il était divisé
en trois compartimens; un fluide semblable à celui
dont il a déjà été fait mention, séjournait à la
partie supérieure et à l'inférieure, et le centre était
occupé par un corps de la grosseur d'une noix ou
à peu près, dans lequel venaient se rendre les
canaux déférens sans avoir éprouvé beaucoup d'altération. La tunique albuginée était bien plus épaisse
que dans l'état naturel, et contenait dans son épaisseur un fluide pâle, logé dans de petites cases de
la même manière que dans un citron. C'était elle
qui renfermait cette collection d'humeur qu'on a
remarquée plus haut à la partie supérieure et inférieure du testicule. Après avoir ouvert la tunique
vaginale du côté gauche, il en est sorti deux
livres d'un fluide séreux et peu coloré : du reste,
les choses se trouvèrent dans le même état que
du côté opposé. Lorsqu'on eut enlevé l'épaisse
enveloppe qui recouvrait le pénis, laquelle avait
plus de trois doigts, on vit que cet organe était de
grandeur naturelle, et même plus petit qu'il n'aurait dû l'être, et l'on ne put insuffler les corps
caverneux, comme il est facile de le faire ordinairement. Tout le reste du corps était en bon

état, excepté le rein droit, dont l'ulcération avait sans doute causé la mort.

7.me *Observation.*

Chopart a publié dans son Traité des Maladies des Voies urinaires, l'observation suivante :

Le 18 août 1768, il s'est présenté à l'Académie de Chirurgie, un Nègre de la Côte de Guinée, âgé de cinquante ans, venu récemment de la Martinique, où il avait servi depuis vingt-deux ans. Cet homme, fort et robuste, de la taille de cinq pieds cinq pouces, portait une tumeur énorme au scrotum, en forme de poire ; elle pendait entre les cuisses et les jambes jusques auprès des malléoles, et l'obligeait à les avoir toujours écartées, soit qu'il marchât ou qu'il fût couché. Cette tumeur avait deux pieds deux pouces de circonférence à sa partie supérieure, trois pieds deux pouces à sa partie moyenne, et quatre pieds à sa partie inférieure ; sa longueur était de deux pieds six pouces ; elle pesait 80 livres ; la peau qui la couvrait conservait sa couleur naturelle : elle était mince et lisse près du pubis, et se prêtait de ce côté aux mouvemens que l'on imprimait à la tumeur ; elle était très épaisse à sa partie inférieure, et couverte de rugosités et d'inégalités aplaties : on y distinguait des porosités d'où s'élevaient des poils fins. Au tiers supérieur et au milieu de la face antérieure de cette masse, était une fente en forme de gouttière, qui se bornait supérieurement à un enfoncement de la largeur du bout du doigt et de deux pouces de profondeur; le gland aboutissait au fond de cet enfoncement, et les urines en sortaient quelquefois par jet, lorsque le Nègre était debout, et souvent en ruisselant le long de la peau. Au-dessous et du côté gauche de cet enfoncement, on observait aux tégumens un mouvement vermiculaire spontané, et qui augmentait sensiblement quand on y touchait, ou lorsque le malade se remuait. Cette tumeur était souple et cédait au tact presque dans toute son étendue; elle s'aplatissait lorsqu'elle portait sur un plan; on y sentait profondément une ondulation qui pouvait faire présumer un épanchement de liquide.

Ce Nègre avait été employé en Amérique à des travaux pénibles. Après avoir porté des pierres très pesantes, il ressentit des douleurs violentes dans les reins et dans les aines; il eut de la fièvre, et il s'aperçut que du côté gauche ses bourses étaient de moitié plus grosses qu'à l'ordinaire. On le saigna, les douleurs et la fièvre se dissipèrent; mais la tumeur du scrotum continua d'augmenter de volume. Au bout de quelques années l'ondulation d'un liquide que l'on crut sentir dans cette tumeur, détermina à faire à sa partie inférieure une ponction avec le trois-quart; il en sortit environ trois onces de sang. Une autre ponction pratiquée à la partie moyenne et antérieure, laissa écouler à peu près seize onces de sérosité. Quelque temps après, on fit encore une ponction dans cet endroit, et il n'en sortit aucune humeur. Ce nègre fut abandonné aux soins de la nature. L'accroissement de la tumeur fit des progrès; peu à peu la verge disparut et se trouva cachée sous les tégumens; l'urine sortit par l'ouverture enfoncée du prépuce, laquelle se prolongea en forme de fente. La partie postérieure du scrotum était sujette à de petits ulcères précédés de fièvre, de perte d'appétit et d'insomnie. Dès que ces ulcères fournissaient une matière sanguinolente, la fièvre cessait, et ils se cicatrisaient en peu de temps. Tels sont les détails qui ont été donnés à l'Académie sur cette maladie rare, qui a pris un accroissement aussi considérable dans l'espace de onze années.

Les opinions ont été différentes sur la nature et le traitement de cette tumeur, qui parut semblable à celle du Malabou dont parle Dionis, et analogue au muco-sarcome que Marc-Aurel Séverin a extirpé avec succès. La consistance de cette masse, l'espèce d'ondulation que l'on y sentait, l'irréductibilité de ses parties, la firent regarder comme un sarcome avec épanchement de liquide et congestion de lymphe dans le tissu cellulaire, sans complication d'épiplocèle ni d'entérocèle. Quelques chirurgiens la prirent pour un hydro-sarcocèle; mais l'on pensa généralement que les testicules n'étaient pas le siége principal du mal. Comme on

n'avait pas encore eu l'occasion de connaître par
la dissection la nature d'une tumeur aussi volumineuse du scrotum, on ne put décider quelle
était celle de la masse que portait ce Nègre. Le
désir de guérir fit proposer diverses espèces de
traitemens curatifs : 1° l'incision longitudinale des
tégumens et la cautérisation plus ou moins pro-
fonde, suivant l'état des parties; 2° le passage d'un
ou de plusieurs sétons; 3° la cautérisation simple
en divers points de la tumeur, soit avec la pierre
à cautère, soit au moyen du fer rouge. Mais con-
sidérant les inconvéniens graves qui pouvaient sur-
venir dans le traitement, et l'incertitude du succès
de ces procédés, on se réunit pour ne conseiller
que des secours palliatifs, les soins de propreté,
le soutien de la tumeur au moyen d'un suspensoir
convenable. Chacun prit intérêt au sort de ce
nègre. Après un an environ de séjour dans Paris,
où il fut secouru par des personnes charitables,
on le fit placer à Bicêtre au nombre des pension-
naires infirmes. Il y tomba malade quinze jours
après son arrivée. Le surlendemain il eut un érysipèle, qui bientôt s'étendit sur la tumeur, et qui
fut accompagné de phlyctaines, d'où il suinta
une eau rousse un peu glutineuse. Il mourut le
cinquième jour de sa maladie, qui avait le caractère d'une fièvre maligne. On fit l'ouverture du
corps en présence de plusieurs membres de l'Académie, qui ont remarqué ce qui suit :

La tumeur avait moins de consistance et plus
de souplesse que pendant la vie. Elle était diminuée
de volume à raison du suintement considérable qui
avait continué après la mort. L'ayant ouverte dans
sa longueur, on y distingua deux substances, l'une
extérieure, blanchâtre, ferme, semblable à de la
tétine de vache, et composée d'un tissu fibreux
rempli d'une humeur épaissie; et l'autre intérieure, molle, d'un jeaune clair, et dont le tissu
formait des cellules imbibées de sérosité qui s'é-
coulait par la section. La peau qui recouvrait la
substance extérieure, et qui se confondait avec
elle, était mince du côté du pubis, et cédait aisément au tranchant du scalpel; mais son épaisseur
et sa consistance augmentaient et la rendaient comme de la couenne de lard, à mesure qu'elle s'é-
tendait à la base de la tumeur; elle y était même
si dure, ainsi que la substance qui y était adhérente, qu'il fut difficile de la couper. On n'observa
aucune collection de liquide par épanchement :
l'ondulation qu'on sentait au milieu de la tumeur
et qui avait fait présumer l'existence d'un épanchement, dépendait de la mollesse de la substance
intérieure et de l'abondance des sucs infiltrés dans
son tissu cellulaire, et qui avait conservé de la
liquidité. Des vaisseaux sanguins très dilatés tra-
versaient ces deux substances ; elles présentaient
aussi des fibres parfaitement semblables à celles
qui sont musculeuses, et ces fibres ont paru

appartenir au crémaster. La verge, entièrement cachée sous les tégumens, était grosse, allongée et fixée par le prépuce distendu, et dont l'ouverture circulaire se trouvait enfoncée au-dessus de la gouttière d'où les urines s'écoulaient. Le gland était à deux pouces de distance de cette ouverture. Il aurait donc été difficile, dans le cas de rétention d'urine, d'introduire la sonde dans l'urètre, et même de la faire pénétrer dans la vessie. Les cordons spermatiques étaient longs d'environ neuf pouces depuis l'anneau jusqu'aux testicules, et au moins trois fois plus gros que dans l'état naturel : leur grosseur provenait d'un engorgement séreux dans leur tissu cellulaire. Leurs vaisseaux étaient sains. Les testicules, situés à neuf pouces de l'anneau, étaient petits, pâles et sains. Celui du côté droit avait à sa face externe un kyste qui contenait une cuillerée de matière rougeâtre, épaisse et grumeleuse. La situation et l'adhérence de cette tumeur enkystée à cet organe, le faisait paraître du double de volume; mais il n'était pas essentiellement plus gros que celui du côté gauche. La membrane de ce kyste était aussi dure que du cartilage près de l'épididyme, qui lui-même était squirreux. Du bord inférieur de chaque testicule, ou de leur tunique vaginale et albuginée qui étaient confondues et adhérentes entr'elles, il portait un cordon dur, plus gros que le pouce, composé de fibres longitudinales très fortes. Ce cordon, en partie rougeâtre, allait s'implanter de chaque côté à la partie inférieure de la tumeur. Dans l'abdomen, les viscères et les cordons spermatiques étaient sains et dans leur position naturelle. Après cet examen, la tumeur fut séparée du corps; elle ne pesait plus que soixante-deux livres, mais il s'était écoulé beaucoup de sérosité pendant et après la dissection.

Les détails que renferme cette observation sont précieux. Chopart a si bien décrit les altérations anatomiques qui sont propres à ces tumeurs, qu'il reste peu de choses à ajouter pour compléter l'anatomie pathologique de cette affreuse maladie.

Avant Chopart, Walther avait déjà donné la description d'une de ces tumeurs qu'il avait eu l'occasion de disséquer sur un cadavre, mais son observation est loin d'être aussi détaillée que celle que l'on vient de lire.

J'arrive à présent aux cas dans lesquels les chirurgiens ont entrepris de guérir les malades, en emportant ces tumeurs au moyen de l'instrument tranchant.

———

8.me *Observation.*

Jacques Molini, cophte, aide-cuisinier du couvent des capucins du grand Kaire, me consulta pour une tumeur assez considérable aux bourses, qu'il portait depuis plusieurs années. Elle était de forme pyramidale, et pesait environ six livres. Le testicule droit répondait à la partie supérieure de la tumeur et était intact. La verge se trouvait presque effacée. Le testicule gauche était confondu avec la masse des chairs formant le sarcocèle, et il ne me fut pas possible d'en reconnaître la présence. Je doutais beaucoup encore s'il faisait partie de la tumeur, attendu que le malade n'avait pas ressenti de douleur.

Cette tumeur était formée d'une substance couenneuse et presque cartilagineuse en quelques points. Au milieu de cette masse informe, nous trouvâmes le testicule réduit à un moindre volume; la plaie fut méthodiquement pansée. Le traitement ne fut troublé par aucun accident, et à mon départ de l'armée pour Alexandrie, je laissai le malade en voie de guérison.

Il est à regretter que M. Larrey, en écrivant cette observation, ait négligé d'indiquer le procédé opératoire qu'il a employé pour l'extirpation de cette tumeur.

_____

9.me *Observation.*

Thomas Rhodes, âgé de cinquante ans, homme très musclé, et dont le visage annonçait la santé, fut reçu dans l'infirmerie de Manchester, le 17 octobre 1785. Cet homme raconta qu'il lui était survenu, il y avait dix à onze ans, une petite tumeur aux tuniques du scrotum du côté gauche; que cette tumeur, indolente et séparée tout-à-fait du testicule, était parvenue à la grosseur d'une noisette; qu'elle était diminuée un peu par le moyen de quelques applications; mais que bientôt après elle avait recommencé à s'étendre par degrés, de sorte qu'alors elle s'étendait jusqu'au-dessous des genoux.

La tumeur, en acquérant un tel volume, était devenue si incommode, et quelquefois si douloureuse, que le malade souhaitait fort qu'elle lui fût enlevée. Cet homme marchait, en apparence, très librement, et pouvait soulever et mouvoir la tumeur de tous côtés; mais il est bon d'observer qu'il ne pouvait pas porter de suspensoir, à cause de la douleur qu'il occasionait.

Il ne se plaignait guère d'aucune douleur dans les reins, mais il en ressentait principalement dans les muscles de l'abdomen; alors il devint sujet aux douleurs de colique; à la partie portérieure et inférieure du scrotum, il y avait un ulcère qui rendait une humeur ichoreuse et très fétide.

Les tégumens qui recouvrent l'os pubis étaient entraînés au-dessous de cet os; et l'anneau abdominal du côté droit était tellement dilaté, qu'il donnait lieu à une hernie considérable. Les cordons spermatiques ne semblaient affectés d'aucune maladie; la verge était entièrement cachée, cependant le malade urinait librement.

La tumeur, dont la figure était un peu irrégulière,

avait, depuis l'os pubis jusqu'à l'endroit où paraissait le prépuce, treize pouces et demi de longueur; du même os pubis jusqu'à son extrémité inférieure, vingt-deux pouces et demi. La circonférence de cette tumeur au-dessous de l'os pubis était de dix-huit pouces; et la plus grande circonférence avait trois pieds quatre pouces après l'extirpation, et lorsque toutes les matières fluides eurent été vidées, on trouva que la tumeur pesait trente-six livres et demie.

Pour extirper cette tumeur, le malade fut placé sur une table à laquelle on avait attaché le dos d'une chaise de bois pour soutenir la tumeur. L'opération fut longue, à cause qu'elle exigeait nécessairement du temps, et qu'on liait les vaisseaux à mesure qu'ils étaient coupés. cependant il y eut beaucoup de sang perdu, de sorte que le malade s'évanouit fréquemment, et qu'une fois il lui survint des convulsions.

Je commençai l'incision du côté droit, environ six pouces au-dessous de l'os pubis. Je coupai presqu'au centre de la tumeur, et de là je prolongeai l'incision en ligne droite, jusqu'à l'endroit où se montrait le prépuce; ce qui me fit découvrir le cordon spermatique droit et la verge. Je laissai une petite partie du prépuce attachée à la verge, laquelle je séparai soigneusement de la tumeur: alors, après avoir fait une seconde incision en travers, et mis à nu le cordon spermatique gauche, bientôt je trouvai les deux testicules parfaitement sains; mais comme ils étaient entièrement dénués d'enveloppe, et que nous craignions de mauvais effets pour la suite, nous nous déterminâmes à les enlever, ce que j'exécutai en faisant des ligatures autour des cordons, et en coupant alors ces cordons avec le scalpel, je vis avec plaisir qu'il ne résulta aucun inconvénient de cette méthode; ensuite je m'occupai à détacher le squirre, autant que je pouvais, de la peau dont je laissai assez pour couvrir entièrement la plaie. Les bords de l'incision furent rapprochés et retenus, dans cette position, par le moyen des ligatures et d'un emplastique; mais la verge avait été tellement allongée, qu'il ne se trouva pas assez de peau pour la recouvrir.

Pendant trois ou quatre jours après l'opération, il y eut beaucoup de fièvre, mais elle diminua après que le pus eut commencé à se former, et vers le cinquième jour le pus étant devenu louable, la peau commença à se réunir, la verge se contracta peu à peu, et le prépuce rencontrant les parties de la peau nouvellement formées au-dessus, servait de point de cicatrisation, de sorte que tout fut entièrement réuni, et le malade fut renvoyé guéri le 26 octobre, neuf semaines après l'opération.

Il y a maintenant un an qu'il est sorti de l'infirmerie, et il se porte toujours bien; il n'y a que la hernie qui lui soit restée, encore est-elle devenue moindre; il la soutient au moyen d'un suspensoir.

Ce fait est important, en ce qu'il fait voir que quelquefois une hernie complique ces prétendus sarcocèles. Il est des chirurgiens qui prétendent qu'il en était de même chez Lajoux. Ce qu'il y a de fâcheux, c'est que Hale ne nous ait pas dit comment, pendant l'opération, il s'était comporté à l'égard de la hernie volumineuse qui existait chez son malade.

Quelques années après Hale, Imbert de Lormes opéra, en France, de la même maladie, Charles de Lacroix, ministre des relations extérieures.

***

10.me *Observation.*

Charles de Lacroix était affligé, depuis environ quatorze ans, d'un sarcocèle monstrueux au testicule gauche. Aucun des remèdes qu'on lui avait indiqués, n'avait pu empêcher l'accroissement de la maladie.

Cette tumeur énorme, du poids d'environ trente-deux livres, était plus saillante que le ventre d'une femme qui touche au moment d'accoucher. Les bourses et les tégumens voisins lui servaient d'enveloppe, au préjudice des autres parties de la génération, qu'il était impossible d'apercevoir.

Elle était placée sur le côté gauche, plus que sur le côté droit; ayant la forme d'un cœur arrondi et irrégulier, dont la base se portait à droite, posant sur le bas-ventre et la cuisse du même côté. La pointe se dirigeait sur la cuisse gauche , et sa longueur était d'environ quatorze pouces sur dix pouces de hauteur dans son centre. Le pédicule de cette tumeur était le cordon spermatique , développé comme le testicule; il paraissait se propager sur la région hypogastrique, sur le pubis et sur le périnée, jusqu'à l'anus.

Tel était l'état de Charles de Lacroix, lorsqu'il désira faire;.chez lui, la réunion de huit officiers de santé , auxquels il crut devoir la confiance.

La maladie ayant été bien examinée par chaque individu , et le malade s'étant retiré, les consultans décidèrent, à la majorité de sept contre un , que cette tumeur était une de celles que l'on a désignées sous le nom barbare de *Noli me tangere.*

J'avais dit, en ma qualité de consultant, qu'une opération qui enleverait cette tumeur pourrait être efficace, que s'arrêter dans des cas semblables aux bornes tracées par l'expérience, était une timidité coupable dont il fallait se défendre ; que la guérison des sarcocèles d'un petit volume, établissait la possibilité d'en guérir de plus grands.......

D'un autre côté, le malade m'avait fait part du désir qu'il avait de se soumettre à l'opération que j'avais proposée...............

En conséquence de la parfaite détermination de Charles de Lacroix, je le mis au régime maigre pendant six jours; et le 13 septembre 1797, en présence de MM. Monier , Duchanoi, Guillemardet,

Collot, Coecou et Poisson, je procédai à l'opération projetée, en ouvrant la tumeur dans toute son étendue, et selon la direction du cordon 'spermatique ; ensuite, après en avoir séparé l'enveloppe dans une largeur d'environ quatre pouces, je plongeai mon bistouri dans un des points qui avait semblé contenir un fluide particulier. Mais ayant été bien convaincu que la maladie était un composé de parties squirro-graisseuses, qui s'étaient organisées sous la tunique vaginale, autour du testicule malade, ou dans le corps de cet organe même, j'en fis la dissection entière, bien persuadé que c'était là le seul moyen de succès.

Cette opération, très longue et très douloureuse, fut faite en cinq temps. C'était une prudence indispensable. Chaque entr'acte, qui durait sept à huit minutes, suspendait toute douleur ; et donnant ainsi du calme à l'opéré, ses organes reprenaient la force nécessaire pour arriver à sa délivrance.

La dissection d'une tumeur, quand elle est aussi volumineuse, ne se fait bien qu'en pratiquant plusieurs lambeaux à ses enveloppes. La surface de celle-ci était environnée d'artères et de veines, qu'il fallait éviter jusqu'à un certain point, afin de se mettre à l'abri des grandes hémorragies. Un tissu cellulaire, lâche dans certains points, et très serré dans beaucoup d'autres, surtout du côté du raphé, offrait une dissection tantôt facile et tantôt laborieuse. Le testicule droit, ainsi que le corps caverneux et le canal de l'urètre, étaient adhérens à la masse qu'il fallait extirper. La verge était privée de son enveloppe que lui fournit le prolongement du scrotum. Cette enveloppe, devenue absolument celle de la tumeur, ne laissait plus voir, au lieu de la verge et du testicule sain, qu'un second nombril, par lequel le malade rendait ses urines, au moyen d'un conducteur en forme de petit entonnoir, qui, recevant le nombril, empêchait les urines de se joindre sur la tumeur et sur les vêtemens.

Ainsi, je devais conserver, avec les organes de la génération, qui étaient adhérens et confondus avec la tumeur, la portion des enveloppes, qui, avant la maladie, appartenait à ces mêmes organes. Il fallait aussi que ces enveloppes fussent, après l'extirpation de la tumeur, immédiatement appliquées sur des surfaces qui semblaient leur être devenues étrangères, et qu'elles reprissent, avec leur ancienne forme, leurs anciens droits.

C'était le second nombril, dont j'ai déjà parlé, qui me servait de point de ralliement; je devais le trouver au bout du canal de l'urètre. Il était encore adhérent à la base du gland, qui, opprimé et tiraillé comme toutes les autres parties, était devenu plus grêle et plus allongé.

Je n'étais pas loin de la fin de mon opération, dont le manuel dura deux heures et demie (les entr'actes compris), quand j'eus isolé et mis à part les parties qu'il fallait conserver dans leur intégrité

parfaite. Mais il me restait un pédicule effrayant,
tant par la grosseur que par la difficulté de le soumettre sans danger à la ligature. Son volume avait
environ dix pouces de circonférence. Je devais
craindre que les parties nerveuses et membraneuses
qui entraient dans la contexture, ne pussent être
assujetties à une forte compression, sans qu'il sur·
vînt de vives douleurs aux reins, aux entrailles.,
des crampes, des convulsions, accidens qui deviennent souvent mortels.

Il fallait donc, d'une part, soumettre ce pédicule
à une ligature assez peu serrée pour prévenir ces
accidens; mais il était aussi indispensable d'opposer
une digue efficace à des vaisseaux qui, destinés à
nourrir un corps étranger aussi volumineux, avaient
acquis beaucoup de diamètre et beaucoup d'épais-
sissement dans leurs tubes, dégénérés comme les
autres parties.

Je remplis ce double objet en faisant plusieurs
ligatures, dont les dernières étaient plus serrées
que les premières. Je pratiquai la première dans
la partie la plus voisine de l'endroit que je devais
retrancher; ensuite j'en fis trois autres, en m'ap-
prochant de l'anneau; et les différens fils cirés que
j'employais, présentaient une forme plate et large
d'environ deux lignes.

La tumeur, emportée ensuite avec le bistouri,
laissait une plaie dont la surface irrégulière pouvait
se comparer à celle d'une large assiette. Je couvris

la presque totalité de cette plaie, au moyen d'une partie des lambeaux que j'avais dû conserver, en commençant par l'endroit voisin des ligatures. Je passai de là à la verge, qui avait été disséquée et dépouillée jusqu'à la couronne du gland ; ensuite au testicule, sain, dont la cloison, ainsi que les fibres du dartos, avait été détruite jusqu'à la tunique vaginale.

Je donnai à chacun de ces organes l'enveloppe dont il avait besoin. Mais il me restait encore une grande quantité de peaux inutiles, que je retranchai avec des ciseaux droits.....

L'opération finie, la plaie fut recouverte de charpie brute et mise avec profusion, afin que les pièces de l'appareil pussent fournir une pression douce et suffisante. Le malade, mis dans son lit, y trouva le calme parfait, après avoir vomi deux fois, et à demi-heure d'intervalle, pour se débarrasser d'une petite croûte de pain et d'un petit verre de vin d'Espagne, qu'il avait pris avant l'opération. Dans l'intervalle des deux vomissemens, il éprouva quelques défaillances, qu'on avait évitées pendant l'opération, au moyen des entr'actes dont j'ai parlé.....

Il n'éprouva dans la suite aucune sensation douloureuse, ni dans les reins, ni dans les entrailles; ce qui me parut fort extraordinaire.....

Cette force morale que montra, dans sa cruelle position, Charles de Lacroix, lui mérita le calme

dont il jouit avant, pendant et après l'opération....
On peut encore attribuer à ce calme l'avantage
précieux et rare de n'avoir pas senti un seul mouvement de fièvre pendant la durée du traitement,
dont les périodes se sont succédé avec une rapidité
surprenante.

La plaie fournit pendant les premières vingt-
quatre heures, d'après l'opération, une grande
quantité de lymphe rougeâtre, dont la nuance
pâlit le second jour. Le troisième, elle était plus
blanche encore, mais toujours très abondante,
portant avec elle cette odeur sanieuse et putrescente
qu'on éprouve à la suite des grandes opérations,
quand on retarde le changement d'appareil. Celui-ci
fut changé le troisième jour, c'est-à-dire, deux ou
trois jours plus tôt que le temps que je laisse s'é-
couler après les opérations sur les organes de la
génération.....

La maladie de Charles de Lacroix étant un des
phénomènes les plus extraordinaires, il fallait prévenir les accidens fâcheux et quelquefois mortels,
comme les grandes inflammations, les escarres
gangreneuses, les dépôts auxquels l'opération pouvait donner lieu.

Je remplis cet objet en prescrivant une diète
sévère les trois premiers jours, et en découvrant
la plaie, dans cette circonstance, un peu plus tôt que
je n'avais fait dans aucune autre ; ensuite je réunis à
leur place quelques lambeaux qui s'en étaient écartés.

Le quinquina en décoction me servit avec avantage pour arriver à ce degré de bonne suppuration, après lequel on est sûr de guérir les plaies les plus considérables. J'en faisais des lotions deux fois par jour ; je l'employai même en poudre sur toute la surface de la plaie pendant deux fois...... J'avais été tenté plusieurs fois de le donner intérieurement pendant les premiers jours de la maladie ; mais je m'en dispensai, ayant affaire à un tempérament vigoureux, que j'aurais pu affaiblir, si le quinquina était devenu laxatif, comme cela arrive souvent.

En effet, la suppuration qui s'établit de la meilleure espèce dès le cinquième jour, prouve que je n'avais pas besoin de recourir aux stimulans pour faciliter cette crise.

A cette époque, je supprimai la moitié des ligatures, et je les aurais supprimées en entier, si celles qui restaient ne m'avaient offert des obstacles difficiles à vaincre pour le moment.

Ces obstacles venaient de ce que le pédicule n'avait pas encore assez suppuré dans tous les points, pour diminuer de volume et laisser les ligatures sans effet; mais ils cessèrent le dixième jour, par l'abondante suppuration de toute la plaie. Je pus alors supprimer en entier ces ligatures. Pour y réussir, je me servis d'un petit crochet d'argent arrondi par le bout: avec cette espèce d'érigne, que je dirigeai de bas en haut, je saisis les fils, je les séparai du pédicule, en tirant à moi légèrement; je les coupai ensuite avec des ciseaux courbes. Le même jour, je retranchai encore quelques petites portions des lèvres de la plaie qui avoisinaient le pédicule; et qui étant trop étendues et un peu endurcies, auraient formé quelque obstacle à la guérison. Depuis ce temps, la plaie fit des progrès vers la cicatrice d'une manière très-prononcée. Le malade qui se levait au bout d'un mois, put se promener librement le quarantième jour, et sa cure fut parfaite le soixantième.

Charles de Lacroix ne prit pour toute nourriture, pendant les trois premiers jours de l'opération, que de l'eau sucrée, puis du bouillon bien dégraissé, en commençant par la dose que peut contenir une moyenne tasse à café. Il put, par gradation, augmenter cette dose, quand nous vîmes qu'il serait exempt de la fièvre de suppuration, c'est-à-dire, le cinquième jour. Ensuite il mangea une petite soupe au riz, puis deux et trois par jour, mais toujours en consultant les vrais besoins de son estomac.

Il est évident que, dans cette opération, Imbert de Lormes à enlevé le testicule gauche. Mais cet organe était-il réellement malade? En lisant avec attention la description de la tumeur que portait Charles de Lacroix, on est en droit d'en douter, car jamais on n'a vu le sarcocèle acquérir un volume aussi considérable; et, d'ailleurs, la description des caractères anatomiques de cette tumeur;

et la figure qu'en donne Imbert de Lormes, dans ses considérations sur le cautère actuel, montrent la grande analogie qui existe entre ce fait et ceux que j'ai déjà rapportés. Et, en supposant que Charles de Lacroix fût atteint d'un véritable sarcocèle, il me paraît bien démontré que cette maladie était accompagnée de celle qui fait le sujet de ce mémoire, et qu'Imbert de Lormes a complètement méconnue.

11.me *Observation.*

Le sujet de cette observation était un homme âgé de cinquante ans, cultivateur à Verneuil, près Paris. Lorsqu'il entra à l'hôpital Baujon, dans les derniers jours de décembre 1807, il y avait dix mois seulement que sa maladie avait commencé à la suite d'une légère contusion des bourses, et sans qu'aucun vice intérieur parût avoir contribué à son développement. La tumeur existait du côté gauche. Son volume égalait au moins celui de la tête, s'il ne le surpassait pas. Sa surface offrait çà et là des bosselures, qu'à la dissection je reconnus être dues à de petits amas de sang presqu'immédiatement au-dessous des tégumens du scrotum. Ceux-ci, prodigieusement distendus, amincis, avaient une couleur livide, et adhéraient assez intimement, surtout en devant et sur les côtés, à la tumeur.

La verge était entièrement masquée ; on n'en apercevait que le prépuce. A droite de la tumeur, on découvrait le testicule de ce côté, immédiatement collé à elle, et offrant toutes les apparences d'une parfaite intégrité. Une petite portion du cordon spermatique du côté malade, qu'on sentait au-dessous de l'anneau, était intacte, et, autant qu'on pouvait en juger par le toucher, il n'y avait aucun engorgement des glandes abdominales. Ce malade ne ressentait encore, dans la tumeur, que des douleurs sourdes, et non pas celles lancinantes qui caractérisent les affections cancéreuses un peu anciennes : d'ailleurs, il jouissait d'une assez bonne santé, puisqu'il s'était livré, quoique avec peine, à cause de la gêne considérable que lui occasionait le volume de la tumeur, aux travaux de la campagne, la veille de son départ de Verneuil pour Paris. Ces dernières circonstances étaient, comme on voit, très favorables ; aussi me firent-elles juger l'amputation de cette tumeur praticable et susceptible de succès. D'ailleurs, son grand volume, la promptitude de son développement, sa pesanteur moindre, proportionnément à sa grosseur, que celle des tumeurs formées par le testicule lui-même, devenu le siége d'un engorgement squirreux, m'avaient fait présumer, dès la première inspection, et je l'avais dit d'avance, que la maladie appartenait au tissu cellulaire du scrotum, et qu'on trouverait au centre de la tumeur le testicule intact. Ce

soupçon, sur la nature même de l'affection, me
portait à mieux augurer du succès de l'opération.
Je la proposai donc au malade, qui l'accepta. Après
les préparations convenables, je la lui fis le 10
janvier 1808, aidé par M. Lacaze, et en présence
des élèves de l'hôpital et de quelques-uns de ceux
qui suivent mes cours. Par hasard, un médecin de
mes amis, M. Nacquart, était présent. Si l'observation présente offre quelque intérêt, c'est principalement à cause du caractère de la maladie; je
crois donc inutile d'exposer ici les détails de l'opération elle-même, qui n'a pas différé essentiellement
de celle qu'on pratique pour des sarcocèles volumineux avec altération de la peau. Je dirai seulement qu'elle présenta d'assez grandes difficultés,
qui la firent durer un quart d'heure. Ces difficultés
naissaient de l'adhérence intime que la tumeur avait
contractée avec le corps caverneux et le canal de
l'urètre, dans l'étendue de trois ou quatre pouces;
en sorte qu'il n'a fallu rien moins qu'une dissection
très lente et très minutieuse, pour ne pas inté-
resser ces parties. Du reste, j'ai dû enlever, avec
la tumeur, presque toute la peau du scrotum qui
était comme variqueuse, et d'ailleurs fort amincie
par l'extrême distension qu'elle avait éprouvée. Je
n'en avais ménagé qu'une petite portion seulement
pour recouvrir le testicule droit laissé intact. La
ligature des vaisseaux n'offrit rien de particulier,
et la plaie, dont il était impossible de tenter la

réunion immédiate, fut pansée suivant les procédés adoptés dans des cas analogues.....

Les suites n'ont présenté rien que d'ordinaire, seulement la cicatrice a été longue à se faire, à cause de l'étendue de la plaie et de la perte considérable de substance que le scrotum avait éprouvée. Cependant le malade est sorti de l'hôpital pour aller reprendre ses travaux, deux mois et demi justes après l'opération. Sa plaie était entièrement cicatrisée; il était lui-même très bien portant, et n'éprouvait aucun symptôme qui pût faire soupçonner quelque embarras dans les viscères abdominaux. Au moment où je rédige cette observation, huit mois se sont déjà écoulés depuis la guérison apparente de ce malade, et il serait curieux de savoir dans quel état il serait maintenant. J'avoue que je n'ai point eu de ses nouvelles depuis qu'il est sorti de l'hôpital. Mais j'ai toute raison de croire que sa santé s'est consolidée de plus en plus; car il avait promis de venir me voir s'il éprouvait le moindre accident.

L'examen de la tumeur, immédiatement après l'opération, justifia ma prédiction sur le siége de la maladie. En effet, le testicule était au centre, jouissant de toute son intégrité, et n'ayant même encore contracté que de légères adhérences avec la tunique vaginale. La portion retranchée du cordon spermatique était également saine. Toute la masse de la tumeur dépendait de la dégénérescence du tissu cellulaire du scrotum, et était formée de deux substances assez différentes l'une de l'autre, au moins à la vue. L'une plus considérable, et occupant l'extérieur, était molle, grumeleuse, et semblait tenir le milieu pour l'apparence, entre de la graisse condensée et la pulpe cérébrale : c'était au milieu d'elle, mais près de la périphérie de la tumeur, qu'existaient, comme je l'ai déjà dit, trois ou quatre petits foyers de sang. L'autre substance qui formait une sorte de noyau, était plus ferme, plus consistante, d'apparence lardacée, et offrait, en un mot, plus décidément que la première, le caractère carcinomateux. Le tout, au reste, existait ainsi sans aucun indice d'une conversion purulente commencée ou devant incessamment avoir lieu.

M. le professeur Roux ne s'est certainement pas mépris sur la nature de cette tumeur, mais il a, comme tous ceux qui avaient fait l'opération avant lui, enlevé le tubercule qui se trouvait sain au milieu de cette masse, ce qui me paraît devoir être évité avec soin.

Ce que ce cas offre de particulier, c'est la rapidité avec laquelle cette maladie a marché et la nature de l'altération anatomique de la tumeur. Il y avait bien deux substances, comme dans tous les autres cas, mais elles étaient disposées différemment : le tissu lardacé était au centre et la substance molle à la circonférence, et cette dernière ne présentait pas les caractères gélatineux qu'on a pu déjà remarquer un grand nombre de fois.

L'observation suivante est celle que j'ai eu l'occasion de recueillir, et qui m'a fourni l'occasion de faire ces recherches.

———

12.me *Observation.*

Jean Bessières, cultivateur de Salsigue, département de l'Aude, agé de quarante ans, d'une constitution robuste, né de parens sains, eut, depuis son enfance jusqu'à l'âge de dix-sept ou dix-huit ans, les ganglions du cou engorgés ; vers sa dix-huitième année, il fut pris d'un point de côté très violent, qui se termina par une hémorragie nasale, qui, pendant près de quinze jours, se renouvelait presque à chaque instant. Cette maladie le délivra entièrement de toutes les incommodités qu'il avait éprouvées jusque là, et dès - lors Bessières se porta parfaitement bien jusqu'à l'âge de trente-et-un ans. A cette époque, il lui survint sur les bourses de petites tumeurs, d'un volume d'un gros pois, très dures, et accompagnées d'un prurit considérable qui forçait le malade à se gratter souvent. Lorsqu'il pressait fortement ces tumeurs, il en sortait d'abord une sérosité roussâtre, et puis du sang, pour peu que le malade continuât à exercer de fortes pressions ; immédiatement après la sortie de ce liquide, ces tumeurs disparaissaient, mais elles étaient bientôt remplacées par d'autres qui se développaient souvent non loin des premières, et quelquefois de l'autre côté du scrotum. Cet état pénible pour le malade, sembla disparaître vers sa trente-troisième année, ce qui fit croire à Bessières qu'il en était délivré pour toujours. Ce calme cependant ne dura que quelques mois. Ses parties génitales devinrent un jour le siége d'une inflammation érysipélateuse qui fit beaucoup grossir la verge et les bourses, et qui fut accompagnée de petits tubercules, comme la première fois, ainsi que d'une dureté occupant le côté droit du scrotum, et que Bessières compare à un petit poisson. Le malade consulta alors un médecin, qui lui fit faire des applications émollientes, ce qui produisit du soulagement, sans diminuer en rien le volume de la tumeur. Au bout de quelques jours, Bessières reprit, quoique avec peine, ses occupations ordinaires. Ses parties génitales étaient sans cesse le siége d'un grand prurit, et devenaient de plus en plus volumineuses, toujours à la suite d'une nouvelle inflammation érysipélateuse. Tel était l'état de Bessières, lorsqu'un jour il tomba de dessus une charrette. Pendant la nuit qui suivit cette chute, son scrotum acquit un grand volume sans qu'aucune douleur se fût manifestée. Effrayé de cet accident, il alla trouver un médecin qui crut sans doute que le malade portait une hernie double, et lui conseilla de faire usage d'un suspensoir, qu'il ne put supporter d'abord, mais qui lui devint indispensable dans la suite, quand la maladie eut fait de nouveaux progrès. Son mal empirant tous les jours, Bessières fut enfin forcé d'abandonner son travail ordinaire. C'est alors qu'il s'adressa à un autre médecin. Celui-ci fit enfoncer un trois-quarts dans la partie inférieure de la tumeur, mais aucun liquide ne sortit par la canule de l'instrument; alors on prit une sonde d'argent droite, on la porta dans la même ouverture, et, sans efforts, elle parvint plus loin que le trois-quarts. Dans cette opération, qui fut faite sans douleur comme sans soulagement, le malade sentit que l'extrémité de la sonde lui avait touché un testicule. Quelques jours après on traversa la tumeur d'avant en arrière, au-dessous et un peu à côté de l'ombilic, dont je parlerai bientôt, avec une aiguille armée d'une bandelette effilée, on établit ainsi deux sétons, un de chaque côté. Ce moyen, continué pendant quelque temps, ne produisit qu'une amélioration momentanée, ce qui détermina à le supprimer. Voyant l'inefficacité des traitemens qu'on lui avait fait subir, le malade se livra à la nature.

M. le docteur Ségonne, qui avait souvent l'occasion de voir Bessières, m'ayant parlé un jour de l'infirmité dégoûtante que portait ce malheureux, je lui manifestai le désir que j'avais de voir une maladie si rare. Pour satisfaire ma curiosité, il m'adressa le malade auquel il avait persuadé que je pourrais le délivrer de son mal.

A son entrée dans l'hôpital de Narbonne, Bessières portait entre les cuisses une tumeur pyriforme, s'étendant depuis le pubis jusqu'au niveau des genoux, ce qui le gênait singulièrement pendant la progression. Cette tumeur avait seize pouces de hauteur, un pied neuf pouces de circonférence à son pédicule, qui s'étendait jusqu'à l'anus, et deux pieds six pouces à sa partie la plus large. La verge, les testicules et les cordons spermatiques étaient, pour ainsi dire, enfouis dans cette masse énorme, sans qu'il fût possible de les sentir. Le malade urinait par une ouverture entourée d'un rebord calleux, très gros et très dur, qui se trouvait située à la partie inférieure et antérieure de la tumeur. C'est par cette espèce d'ombilic que les urines coulaient librement, sans former de jet. La peau qui recouvrait cette tumeur avait partout une teinte violacée, et une épaisseur si considérable qu'on ne pouvait plus la pincer entre les doigts; sa face antérieure offrait une grande dureté, qui ne se remarquait que dans quelques points éloignés les uns des autres de la face postérieure. Celle-ci était parfaitement lisse, ainsi que les parties qui correspondaient aux cuisses, tandis que la face antérieure présentait des sillons transversaux qui lui donnaient un aspect rugueux. Un peu au-dessous de l'ombilic, dont je viens de parler, on apercevait deux petits ulcères d'où s'écoulait une sérosité roussâtre; il avait succédé à des croûtes jaunes qui s'étaient d'abord manifestées dans ces points. Cette tumeur si volumineuse était entièrement indolente; le malade pouvait la mouvoir dans tous les sens sans y éprouver la moindre douleur; elle était seulement le siége d'un grand prurit. Son grand poids avait entraîné vers le bas les tégumens de l'abdomen, de telle sorte que l'ombilic se trouvait très rapproché des pubis. Bessières se sentait souvent en érection et éjaculait même quelquefois; ce qui indiquait assez bien que les organes génitaux étaient dans un état d'intégrité parfaite. Tous les ganglions lympathiques du corps étaient engorgés, ceux de l'aine, surtout, l'étaient à un tel point que leur volume égalait celui d'une petite pomme.

Quoique ce que je viens de rapporter parût peu favorable au succès de l'opération, pressé cependant par le malade qui voulait absolument être délivré de cette tumeur, j'en entrepris l'amputation, le 20 décembre 1825, en présence de plusieurs confrères, dont quelques-uns voulaient bien me seconder dans l'exécution.

Le malade étant couché sur un lit, comme pour l'opération de la taille, sans cependant être attaché, et la tumeur étant soutenue par un aide, je me plaçai au côté droit du malade, et je commençai à faire une incision verticale à la peau de ce même côté, depuis environ un pouce et demi au-dessous de l'anneau, jusqu'au niveau de l'ouverture par laquelle le malade urinait ; faisant ensuite écarter les lèvres de la plaie, je cherchai vers la partie supérieure le cordon spermatique, au milieu d'un tissu semblable à de la gélatine très épaisse, et d'où partait à chaque instant un jet de sang mêlé à une grande quantité de sérosité, de telle sorte que presque à chaque coup de bistouri j'étais obligé de faire une ligature. Voyant que je ne pouvais réussir à découvrir le cordon sans m'exposer à le blesser, je me mis à aller à la recherche du testicule. Pour parvenir à ce but, je fis une seconde incision, commençant à l'endroit où finissait la première, suivant le contour du côté droit, et venant se terminer à un pouce et demi au-devant de l'anus. Je disséquai le lambeau triangulaire formé par ces deux incisions, je le rejetai sur la cuisse, et pénétrai peu à peu dans la tumeur pour y découvrir le testicule. Ces recherches furent longues et pénibles, jusqu'à ce que je me fus aperçu d'un expédient heureux, c'est qu'en pressant la tumeur d'avant en arrière, le malade éprouvait une douleur dès que l'on comprimait l'endroit où était le testicule. Une fois ce moyen découvert, je parvins bientôt à cet organe ; je le séparai aisément de la tumeur ; puis je le relevai sur l'abdomen en détachant peu à peu le cordon spermatique, ce qui fut assez facile, malgré son gros volume. Cela fait, je passai au côté gauche du malade. Ici, pour éviter les difficultés que j'avais éprouvées du côté droit, je fis d'abord les deux incisions, je disséquai le lambeau, et allai immédiatement à la recherche du testicule, que je trouvai bientôt par le moyen indiqué plus haut. Dès que je l'eus séparé et relevé sur le ventre, je fis une incision transversale, passant au-dessus de l'ouverture par laquelle les urines sortaient, et joignant les deux incisions latérales à leur angle saillant, de manière à former un lambeau quadrilatère, propre à servir de fourreau à la verge. Le malade me parut si faible après ce temps de l'opération, qu'au lieu de disséquer le lambeau supérieur, comme je l'avais projeté, je crus devoir me hâter de couper le pédicule énorme qui retenait encore la tumeur, ce qui exigea assez de temps, parce qu'il fallait découvrir tout le périnée et faire souvent des ligatures. Après cela, voyant le malade fort affaibli, j'abaissai les testicules, et je les recouvris, ainsi que la surface de la plaie, avec les lambeaux latéraux. Je plaçai le gland au niveau du lambeau supérieur que je n'avais pas séparé de la verge, et j'introduisis une sonde dans la vessie. Comme je me proposais de disséquer le lendemain le lambeau supérieur, afin d'en former une enveloppe à la verge, je me contentai de mettre les ligatures aux extrémités des incisions, de placer quelques bandelettes agglutinatives pour retenir les lambeaux, et de panser mollement avec de la charpie et un bandage convenable. Dès que cela fut terminé, on transporta le malade dans son lit.

A peine était-il couché, qu'un froid violent s'empara de lui. Une potion antispasmodique que je lui fis administrer parut le soulager; cependant Bessières reprit lentement sa chaleur ordinaire, il conserva même le froid aux pieds jusqu'au lendemain. Pendant la nuit, il ne goûta que quelques momens de repos, fut altéré, et ses urines coulèrent librement.

Le 21, la fièvre se développa avec assez de force, et je trouvai l'appareil mouillé par une grande quantité de sérosité qui s'écoulait de la plaie; lorsque je l'eus enlevé pour voir l'état des parties, je vis les extrémités des lambeaux latéraux déjà gangrenées, ce qui me détourna du projet que j'avais formé de continuer ce jour-là l'opération, craignant que la peau qui recouvrait la verge, et qui participait à la maladie, ne tombât également en gangrène quand je l'aurais disséquée pour en faire un fourreau. Je me contentai donc d'enlever la sonde qui était évidemment inutile, et je pansai de nouveau le malade. Les urines coulèrent alors par jet, ce qui fit le plus grand plaisir à Bessières.

Le second jour, la gangrène faisait encore des progrès; l'appareil était toujours mouillé par beaucoup de sérosité, mais la fièvre avait diminué.

Le quatrième jour, la fièvre avait cessé, la gangrène était bornée à quatre travers de doigt environ de l'extrémité des lambeaux latéraux. Ce dernier accident, qui paraît fort redoutable au premier abord, est cependant loin de l'être autant qu'on pourrait le penser. J'avais, en effet, de la peau de reste, et je me proposais de la retrancher précisément, dans ce point, à la seconde opération, mais cela m'empêcha de placer des points de suture.

La suppuration qui s'établit les jours suivans, resta toujours très séreuse.

Ne pouvant vaincre une constipation opiniâtre qui tourmentait le malade depuis le jour de l'opération, malgré les lavemens, et n'y ayant d'ailleurs aucun symptôme qui en contr'indiquât l'emploi, je lui ordonnai, le septième jour, un grain d'émétique dans une pinte de tisane, ce qui produisit plusieurs selles abondantes qui le soulagèrent beaucoup.

Le huitième jour, les ligatures et les parties gangrenées commencèrent à tomber, et le douzième, on ne voyait plus de traces ni des uns ni des autres.

Depuis lors la plaie a marché peu à peu vers la guérison ; seulement, pendant les premiers jours, les bords qui se trouvaient vers le périnée se renversèrent, mais je parvins à les replacer dans leur position, et à les y maintenir au moyen des bandelettes et d'un bandage. La cicatrisation fut lente à se faire, à cause du peu de vitalité des parties ; elle ne fut complète qu'au commencement de mars, c'est-à-dire, deux mois et quelques jours après l'opération. Bessières sortit alors de l'hôpital.

Environ trois ans après je revis Bessières.. Il jouissait alors d'une santé parfaite; il avait mis beaucoup d'embonpoint. Ses nouvelles bourses étaient bien formées, très souples, de telle sorte qu'il aurait été très-difficile, pour ne pas dire impossible, de les distinguer du scrotum naturel. La peau qui recouvrait le pénil offrait encore de l'épaisseur; mais les ganglions lymphatiques des aines, quoique encore volumineux, étaient diminués des trois-quarts. Il m'avait promis de revenir après les travaux des champs pour compléter l'opération, mais je ne l'ai plus revu. Je sais seulement qu'il se livre toujours à ses travaux.

La tumeur emportée ayant été examinée le lendemain de l'opération, je trouvai qu'elle avait considérablement diminué de volume, parce qu'il s'en était écoulé beaucoup de sérosité. Je la disséquai, et je vis qu'elle était composée de deux substances, bien différentes l'une de l'autre. La première, située à l'extérieur, servait d'enveloppe à la tumeur; elle était formée par la peau, devenue, par son épaisseur, sa consistance et sa couleur, entièrement semblable à du lard; cette altération de la peau était beaucoup plus prononcée à la partie antérieure que sur les parties latérales et postérieure. La seconde substance formait l'intérieur de la tumeur; elle était composée d'une réunion de corps semblables à des kystes très fins, transparens et remplis d'une gélatine légèrement rousse et de sérosité. Ces espèces de kystes étaient tous adhérens les uns aux autres et d'un volume très variable; quelques-uns avaient jusqu'à la grosseur du poing: j'ai pensé qu'ils n'étaient autre chose que les cavités cellulaires, agrandies et remplies par cette matière gélatineuse, plongée au milieu d'une sérosité abondante. En effet, dès qu'on ouvrait un de ces kystes, il s'en écoulait beaucoup de sérosité, et si l'ouverture pratiquée était assez large, le corps gélatineux tombait. En examinant cette matière colloïde, comme l'a nommée Laënnec, on pouvait s'assurer facilement que sa consistance augmentait de la circonférence au centre.

Cette observation laisse quelque chose à désirer sous le rapport du manuel opératoire. Mais il faut songer que j'étais sans guide. Delpech, il est vrai, avait déjà pratiqué cette opération avec sa dextérité ordinaire, mais je ne lui avais pas vu faire son opération, et j'ignorais entièrement quel procédé il avait suivi. Il n'avait encore rien publié à ce sujet, et la nature de la maladie m'était peu connue. Aujourd'hui je la ferais certainement en moins de temps et beaucoup mieux. C'est précisément pour éviter des tâtonnemens à ceux qui voudront l'entreprendre plus tard, que je me suis décidé à publier ces recherches.

13.me *Observation.*

Jean-Baptiste Authier, âgé de trente-cinq ans, né
à Perpignan, département des Pyrénées-Orientales,
était doué d'une forte constitution, d'un tempérament bilieux et d'un caractère doux, mais un peu
enclin à la mélancolie. Sa taille était haute, ses
proportions régulières, ses muscles très développés,
ses cheveux et ses yeux de couleur brune. Il
était né d'un père doué d'une constitution athlé-
tique comme la sienne, et qui n'ayant jamais
éprouvé d'affection grave, a succombé, à l'âge de
cinquante-cinq ans, à une maladie aiguë rapide. La
mère d'Authier est douée aussi d'une forte constitution; aujourd'hui dans sa soixante-troisième année,
elle n'a jamais éprouvé de maladies graves. Authier
s'est uni à une femme saine et forte, qui n'a jamais
éprouvé de maladie contagieuse, ni surtout d'affection cutanée: elle est mère de trois enfans, dont
le premier mourut, âgé de six mois, d'une maladie
consomptive; les deux autres sont, une fille âgée
de quatorze ans, qui se fait remarquer par le développement précoce de ses formes, et un garçon
âgé de sept ans, également très robuste.

Jusqu'à l'âge de quatorze ans, Authier jouit d'une
santé parfaite : à cette époque il entra dans un corps
de troupes légères, et suivit l'armée Française en
Portugal.

Après quatre ans passés au service militaire, il rentra dans ses foyers et y exerça la profession de boulanger. En même temps, il contracta une blennorrhagie qui céda à l'usage des boissons mucilagineuses, suivies de quelques préparations mercurielles.

A vingt-cinq ans, il reprit du service et fut admis dans la gendarmerie à cheval. Deux ans plus tard, il se manifesta au prépuce une légère ulcération, qui fut aussitôt touchée légèrement avec un caustique : la cautérisation fut suivie de vives douleurs et d'une inflammation intense. Authier obtint un congé de trois mois, et se rendit dans le sein de sa famille, où il subit un traitement antisyphilitique par les frictions mercurielles.

A l'expiration du congé, l'ulcération n'était pas entièrement cicatrisée; mais le malade voulut rejoindre son corps, et les fatigues de l'équitation renouvelèrent bientôt les douleurs et l'état inflammatoire. L'engorgement faisait des progrès; lesquels, en deux mois, s'étendirent à tout le prépuce ; mais il devenait en même temps de plus en plus indolent, et la peau, dont le tissu propre était infiltré, était rude, tuberculée et chargée de rides profondes. Tels étaient les premiers symptômes d'une tumeur qui devait devenir énorme.

Cette même affection de la peau fit perdre sa consistance naturelle à celle de tout le scrotum, particulièrement de la partie inférieure: partout elle

devint successivement brune, dure, épaisse, tuberculée, et coupée de rides profondes. Le tissu cellulaire sous-jacent contracta également un engorgement considérable : là, l'intumescence était d'a-
bord pâteuse ; elle devenait ensuite consistante,
dure et très lourde. Cette dernière circonstance
entraînait le scrotum vers le bas, et distendait avec
lui le fourreau de la verge : cette partie des tégumens se roulait en dedans, à mesure qu'elle suivait
le scrotum, en s'éloignant du membre viril ; en
sorte que ce dernier disparaissait successivement,
et se laissait confondre et comme enfouir dans la
masse commune de la tumeur. L'engorgement du
tissu cellulaire plaçait aussi les deux testicules à
une profondeur plus grande, de manière qu'il devenait à chaque instant plus difficile de les distinguer à l'extérieur.

En cet état, Authier ne put plus supporter l'équitation : il quitta la gendarmerie et rentra dans sa
famille, où il ne put se livrer de nouveau aux exercices de sa profession, ni à ceux de toute autre.
Pendant l'année suivante, l'accroissement de la
tumeur fut très rapide, et sa partie inférieure devint
très irrégulière : elle semblait se diviser en trois
masses inégales, deux latérales et une antérieure.
Sous cette dernière on remarquait une sorte d'ombilic, par lequel se faisait l'émission des urines.

Pendant les trois dernières années, l'accroissement de la tumeur, dont le caractère n'était plus

équivoque, fut bien moins rapide; mais il avait été si grand jusque-là, que son volume était déjà excessif. C'est alors qu'il se présenta à l'hôpital de Perpignan, où l'on essaya, pendant peu de temps, quelques préparations mercurielles. Bientôt après, il fut envoyé à Montpellier, où il fut admis à l'hôpital St-Éloi, dans les premiers jours de juillet 1820.

Il y avait alors sept ans que la maladie avait commencé, et voici quel était l'état des choses :

Il était évident que la peau du pénil, celle du scrotum et tout le tissu cellulaire de cette dernière partie, étaient affectés d'éléphantiasis; mais aucun autre symptôme de la même affection ne se montrait nulle part.

La tumeur à peu près piriforme, aplatie transversalement, divisée en trois lobes principaux dans sa partie inférieure et antérieure, s'étendait jusqu'au-dessous des mollets, présentait une grande saillie en arrière, et tenait au périnée et à l'hypogastre par un collet ou pédicule, qui occupait tout l'espace compris entre la région pubienne, les deux aines et l'anus.

Ce collet présentait dix-huit pouces de circonférence dans sa moindre épaisseur; il était beaucoup plus large en avant, où il enveloppait les deux anneaux et les cordons spermatiques, que l'on ne pouvait distinguer à l'extérieur; il était beaucoup moins étendu en arrière, où il semblait réduit, par la compression des fesses, à la largeur du périnée.

Dans les parties postérieure et latérales de ce collet,
la peau paraissait saine, souple, et d'autant plus
mince, qu'elle avait été plus distendue; en devant
et jusqu'à la région rilleuse du pubis, elle était
beaucoup plus épaisse, mais d'une consistance telle
que l'on pouvait, lorsque le malade était couché
horizontalement, y former des plis, dans l'épaisseur
desquels l'infiltration du tissu cellulaire sous-jacent
était dissipée par la compression des doigts. Dans
quelque position que l'on plaçât le malade et la
tumeur, on ne pouvait distinguer, dans ce même
collet, aucune partie des organes génitaux.

A partir d'une zone horizontale répondant au
point moyen de la hauteur de cette masse, la peau
était dure, bosselée, adhérente, et cet état n'était
nullement changé par la compression exercée avec
les doigts. Les parties sous-jacentes présentaient là
une grande consistance ; cependant la forme de la
masse entière pouvait être légèrement altérée par
une forte compression, exercée d'avant en arrière
ou d'un côté à l'autre. Le malade assurait qu'il
éprouvait la sensation particulière qui résulte de la
pression des testicules, lorsqu'il comprimait les
côtés de la tumeur, à environ un pied de distance
des anneaux.

La partie la plus déclive était d'une teinte rouge-
brun, divisée en trois lobes principaux, dont un
antérieur incliné à droite, et deux postérieurs. Ces
trois lobes étaient couverts de bosselures formées

par la peau, beaucoup plus nombreuses et plus saillantes que partout ailleurs. Sous le tubercule antérieur, représentant une sorte de gros champignon ou de chou-fleur, on remarquait une grande rainure transversale, au fond de laquelle était un sinus profond, se dirigeant en haut et légèrement à gauche : telle était la disposition du prépuce et celle du conduit par lequel les urines étaient expulsées. Au-dessus, on ne distinguait rien qui annonçât la présence de la verge ; mais le malade assurait qu'il éprouvait, par intervalles, des érections et des éjaculations.

Cette masse avait été pesée à Perpignan, et estimée environ soixante livres. Elle rendait la marche et la station fort pénibles. Le malade avait abandonné depuis long-temps les vêtemens de son sexe, et avait renoncé à presque toute sorte d'exercices. Du reste, il n'éprouvait aucun dérangement dans les fonctions nutritives ; il n'y avait jamais de coliques, et le volume de la tumeur n'offrait pas de variations relatives au travail de la digestion. La respiration était libre ; il n'y avait jamais ni toux, ni expectoration. Partout, ailleurs que sur les parties sexuelles, la peau ne présentait aucune altération : elle était souple, douce, halitueuse, et partageait la température du reste du corps ; seulement, elle était d'une blancheur remarquable, et à la face elle offrait une très légère nuance plombée, que le malade disait lui être naturelle.

Après avoir énuméré les circonstances qui lui parurent favorables pour le succès de l'opération, le professeur Delpech continue :

Toutes ces considérations bien pesées, l'opération fut regardée comme praticable, proposée au malade, qui l'accepta avec empressement, et mise à exécution le 11 septembre 1820.

Le malade fut couché horizontalement et exposé au grand jour dans la salle des opérations. Il fut contenu par un nombre d'aides suffisans, dans une attitude telle, que les épaules et le bassin portaient sur le même plan horizontal : la tête était légèrement relevée, les fesses répondaient à l'extrémité du lit, et les jambes et les cuisses étaient dans la flexion et l'abduction. La tumeur étant embrassée horizontalement, dans la zone moyenne, par une large ceinture faite d'une grande nappe, deux aides placés debout sur le lit, un de chaque côté du malade, furent chargés de soutenir et de varier la position de la tumeur, à la faveur de cette ceinture, dans la durée de l'opération.

Placé en face du malade, vis-à-vis la tumeur et entre les membres inférieurs, nous traçâmes d'abord, avec de l'encre, les incisions que nous nous proposions de faire. Les deux principales devaient commencer, chacune dans la région de l'anneau inguinal ; décrire, en descendant, une grande courbe, dont le sinus serait tourné en haut, en interceptant obliquement un des côtés du collet de

la tumeur, pour venir finir devant l'anus : là, ces
deux principales incisions devaient se réunir sous
un angle très aigu. Trois autres incisions furent
également tracées. Les deux premières décrivaient
chacune une courbe, dont le sinus était dirigé en
dehors; elles commençaient, de chaque côté, sous
le cinquième antérieur de la grande incision courbe
latérale, et se terminaient, l'une et l'autre, quatre
pouces plus bas, au point où une ligne verticale
aurait fait la tangente de cette nouvelle courbe.
La troisième et dernière section fut tracée par une
ligne horizontale, qui réunissait l'extrémité inférieure des deux dernières sections courbes. L'en-
semble de ces cinq incisions devaient intercepter
trois lambeaux de peau, dont un antérieur de forme
pentagone, tenant à une base plus étroite, qui pouvait représenter un sixième côté, et deux lambeaux
demi-circulaires, séparés entr'eux par le lambeau
antérieur, et réunis postérieurement attenant l'anus.

Un bistouri convexe divisa les tégumens, en
suivant exactement le dessin que nous venions de
tracer. Les deux lambeaux latéraux furent disséqués
d'abord en poussant leur isolément jusqu'à la hauteur de l'arcade des pubis. L'aponévrose *fascia
lata* se trouva dénudée à la base de chacun des
lambeaux, parce que tout le tissu cellulaire du
périnée et une partie de celui de la cuisse, avaient
été attirés vers la tumeur, et intéressés, jusqu'à
un certain point, dans l'affection du scrotum. Le

troisième lambeau fut également disséqué jusqu'à
sa base, c'est-à-dire, jusqu'à la hauteur de l'arcade
crurale et des pubis. Dans la dissection de ces
trois lambeaux, nous eûmes soin de ne prendre
que la peau et le tissu cellulaire lâche et tout-à-fait
exempt d'infiltration : la chose fut aisée pour les
lambeaux latéraux, où le tissu cellulaire sous-jacent
était sain. Il n'en fut pas de même du lambeau antérieur, où l'infiltration s'étendait jusqu'au tissu
dermoïde lui-même : à la vérité, les parties n'étaient
pénétrées que de sérosité coulante. Plusieurs ligatures furent faites de suite, à la base des trois
lambeaux.

Nous fîmes alors, sous l'extrémité antérieure
du lambeau latéral droit, et vis-à-vis l'anneau inguinal correspondant, une section dans le tissu
cellulaire, que nous prolongeâmes de plusieurs
pouces vers le bas, en suivant la direction de l'axe
de l'anneau. Nous creusâmes de la sorte, à deux
pouces de profondeur, et nous rencontrâmes un
paquet de vaisseaux marchant de concert vers le
bas du scrotum, et dans la direction déjà décrite :
en les poursuivant rapidement vers le bas, nous les
vîmes se disséminer ; ce qui les fit reconnaître pour
ceux qui sont désignés sous le nom de honteux
externes. Il furent coupés et liés, un à un, au
niveau de l'aine.

Pour lever sur le champ tous les doutes sur ce
qui venait de se passer, des recherches de la même

espèce furent exécutées de suite dans le côté gauche ; elles donnèrent le même résultat. Après avoir également lié et coupé les vaisseaux honteux externes du côté gauche, nous fîmes, de ce même côté, des recherches plus étendues dans la même direction, et nous trouvâmes, à une profondeur bien plus grande, le cordon des vaisseaux spermatiques, que son enveloppe musculaire fit reconnaître aussitôt.

En découvrant le muscle crémaster, nous fîmes plusieurs remarques : il paraissait plus épais, plus rouge et plus étendu qu'à l'ordinaire ; il semblait envelopper un cylindre beaucoup plus volumineux que n'est le cordon spermatique dans l'état habituel ; ce qui pouvait faire présumer, comme nous l'avions pensé d'avance, que ce même cordon avait souffert de grandes violences par le tiraillement de la tumeur, et qu'il faudrait chercher les testicules à une grande distance de l'anneau, conformément aux indications que le malade avait données. Nous avions déjà pénétré au moins à quatre pouces de profondeur dans la tumeur, suivant une ligne diagonale qui se serait étendue de l'aine gauche vers la fesse droite ; et l'on pouvait être frappé de la différence entre le tissu dense, lardacé, en partie fibreux, qui le composait, et un tissu cellulaire lâche, transparent, perméable, facile à déchirer, qui enveloppait immédiatement le cordon spermatique : le doigt pénétrait facilement dans ce dernier tissu, et isolait sans obstacle le cordon, lequel semblait ainsi logé dans une sorte de cavité cylindrique pratiquée dans la masse de la tumeur ; on pouvait inférer de là, que le testicule serait libre et facile à dégager.

Le doigt indicateur gauche étant engagé le long du cordon spermatique, à la faveur de la délicatesse du tissu qui l'entourait immédiatement, servit de guide pour l'étendue et la direction des incisions à pratiquer dans toute l'épaisseur de la tumeur, pour mettre le testicule à découvert : la distance de l'anneau, à laquelle il fallut parvenir de la sorte, fut d'un pied. Le testicule fut trouvé plus volumineux que dans l'état naturel, mais souple, mollet, blanc, sans épanchement dans la tunique vaginale, et fixé beaucoup plus solidement par son extrémité postérieure, au fond de l'espèce de cavité qui le contenait, que ne l'était le cordon spermatique dans toute sa longueur. Néanmoins, on ne trouvait aucun caractère du tissu propre de la tumeur, dans cette partie du tissu cellulaire qui unissait plus intimement le testicule aux parties environnantes. En jugeant des choses par l'aspect, il était probable qu'il y avait eu là un point inflammatoire. Du reste, le testicule avait conservé cette sensibilité exquise qui lui est propre ; et lorsque, dans les efforts qui furent faits pour le dégager entièrement, on le comprimait fortement, le malade se plaignait d'une douleur atroce, et telle que, disait-il, il cesserait bientôt de respirer et de vivre, si

5

elle se prolongeait. En effet, cette douleur semblait suspendre les mouvemens de la respiration, ce qui obligea à laisser, par intervalles, quelques instans de relâche. Le testicule gauche fut entièrement dégagé, le cordon spermatique dénudé jusqu'à l'anneau, et l'un et l'autre furent déposés sur l'abdomen.

Des recherches semblables firent bientôt découvrir le cordon spermatique droit près de l'anneau inguinal : il fut reconnaissable de même, au développement du muscle crémaster, et à la disposition particulière du tissu cellulaire qui l'environnait immédiatement: le cordon tout entier paraissait logé dans une cavité cylindrique pratiquée aux dépens de la tumeur, d'environ un pied de longueur, et aux parois de laquelle il ne tenait que par un tissu cellulaire fort mou et facile à déchirer. Le doigt indicateur servit également de guide pour les incisions, à la faveur desquelles nous mîmes le testicule droit à découvert; cet organe était beaucoup plus libre que le testicule opposé, dans l'excavation qui le contenait : il fut aisé de l'isoler en déchirant le tissu cellulaire qui l'environnait; et cette partie de l'opération, qui fut bien moins difficile qu'elle ne l'avait été du côté gauche, causa aussi beaucoup moins de douleur au malade. Néanmoins, on eut occasion de remarquer la sensibilité exquise de l'organe, telle qu'elle existe dans l'état naturel. Ce testicule et le cordon, dans lesquels nous décou-

vrîmes l'anneau inguinal et l'extrémité interne de
l'arcade crurale, comme dans la dissection de celui
du côté gauche, furent déposés aussi sur l'abdomen.

Nous cherchâmes à découvrir les corps caverneux devant la région du pubis, en faisant plusieurs
incisions transversales dans la masse des parties
molles qui occupaient l'intervalle des deux anneaux;
mais la grande densité des tissus que nous incisions,
fit appréhender quelque erreur et nous fit adopter
un procédé plus sûr. Le doigt indicateur gauche
fut porté dans le sinus du fond de la tumeur par
lequel les urines étaient répandues, et qui répondait à l'orifice du prépuce ; il servit de guide pour
les incisions qu'il fallut pratiquer de bas en haut,
dans l'intention de fendre ce conduit et l'espèce de
chou-fleur qui en surmontait l'orifice, et de re-
monter jusqu'au gland. Le doigt reconnut cet organe
à un pied d'élévation, et nous mîmes plus de cir-
conspection dans les incisions qui pénétraient jusqu'à lui. Aussitôt, cette même section verticale
fut prolongée jusqu'à la partie supérieure, et tout
le devant de la tumeur ayant été fendu de la sorte,
depuis la base du gland jusqu'à la symphise des
pubis, cette grande incision favorisa la dissection,
au moyen de laquelle on mit à nu les corps caverneux, à droite et à gauche, en procédant toujours
du gland vers la racine de la verge. Ce soin était
nécessaire par la densité des parties au milieu desquelles la verge était plongée : si l'on avait perdu

de vue un instant le tissu fibreux des corps caverneux, pour laisser une couche du tissu cellulaire
attaché à la verge, on se serait certainement égaré.
Il n'en fut pas de même des rapports de la face
postérieure de la verge et du canal de l'urètre :
nous disséquâmes de même ces parties, en procédant de bas en haut, après avoir coupé le prépuce
tout autour de la base du gland; elles furent trou-
vées, ne tenant au corps de la tumeur que par un
tissu cellulaire lâche et demi-transparent, tout-à-
fait distinct de la masse morbifique: aussi cette
dissection fut-elle très rapide, et permit de laisser
une couche de tissu cellulaire sain, attaché à la face
inférieure de la verge. Le membre viril étant entièrement isolé, fut déposé sur l'abdomen avec les
deux testicules. Nous procédâmes alors à la section
du pédicule de la tumeur, mais nous avions de
trop bonnes raisons de suspecter sa structure, pour
négliger de la faire avec soin : ce fut donc en met-
tant à nu, par une dissection attentive, tous les
organes du périnée. Nous découvrîmes d'abord,
le pilier gauche de l'arcade du pubis, puis le corps
caverneux gauche, et successivement le canal de
l'urètre avec son bulbe et sa partie membraneuse,
les muscles ischis et bulbo-caverneux, les sphincters
de l'anus, le corps caverneux droit et le pilier
droit de l'arcade des pubis, par lequel cette dissection fut terminée.

La tumeur étant enfin abattue, nous eûmes

encore plusieurs vaisseaux à lier: parmi lesquels,
l'artère de la cloison du scrotum, les artères dor-
sales de la verge, l'artère transversale du périnée,
celle du bulbe à droite et à gauche, et plusieurs
rameaux des hémorroïdales inférieures. Tous ces
vaisseaux furent assujettis par des ligatures distinctes; le grand nombre de ces dernières fit re-
noncer à la conservation de leurs chefs, que nous
coupâmes tous contre les nœuds, afin de n'avoir
pas d'interposition dangereuse.

Les testicules furent déposés sur le périnée, des
deux côtés de la racine de la verge: la grande
étendue des cordons spermatiques mit dans la nécessité de disposer ces dernières, de manière à
former plusieurs courbes ou zigzags, pour qu'ils
pussent tenir dans le petit espace qui régnait entre
l'anneau et la nouvelle situation du testicule. Ces
parties furent assez difficiles à contenir dans cette
position. Les deux lambeaux des tégumens furent
rapprochés entr'eux et assujettis par des points de
suture entrecoupée, qui se succédaient de pouce
en pouce, depuis l'anus, dans les quatre cinquièmes
postérieurs du bord libre de ces mêmes lambeaux.

Nous étions parvenus de la sorte jusque sous la
racine de la verge, et nous suspendîmes cette suture
médiane pour former le fourreau du membre viril.
Le lambeau pentagone ou antérieur fut roulé autour
de ce dernier, de manière que les deux côtés du
lambeau qui partaient des anneaux inguinaux furent

laissés libres, que les deux suivans furent affrontés entr'eux le long du canal de l'urètre, et assujettis de huit en huit lignes par des points de suture entre-coupée. Le côté moyen, que nous appellerons aussi antérieur ou inférieur, de ce même lambeau, tournait ainsi circulairement au-dessus de l'extrémité du gland , et représentait les bords libres d'un pré-puce. Dès les premiers points, on s'aperçut que le poids de la verge entraînerait cette partie vers l'arcade du pubis, et qu'elle pourrait ainsi aban-donner le nouveau fourreau dont nous l'envelop-pions : alors nous prîmes le parti de comprendre quelque peu de tissu cellulaire de la verge dans les points de suture. Les côtés de ce même lambeau que nous avions laissés libres à droite et à gauche, entre l'anneau inguinal et la racine de la verge, furent affrontés, chacun avec le cinquième anté-rieur du lambeau latéral correspondant, et assujettis aussi, de huit en huit lignes, par autant de points de suture entrecoupée.

Jusqu'au moment où la dissection du pédicule de la tumeur fut terminée, l'opération avait duré cin-quante-sept minutes ; il parut important de faire cesser, au plutôt, les sensations douloureuses que le malade éprouvait : en conséquence, tandis que nous procédions aux sutures, il prit soixante gouttes de laudanum liquide dans deux onces d'eau.

Des plumaceaux longs et étroits , chargés d'une couche de cérat, recouvrirent les traces qui résul-

taient du rapprochement des parties et les points de
suture. Des masses de charpie brute furent entassées
autour du nouveau scrotum, depuis l'anus jusqu'aux
aines ; des compresses longuettes qui croisaient en
arrière, et qui s'écartaient en avant sur les côtés
de la verge, recouvrirent cette marche de charpie ;
le tout fut contenu par un bandage en double T,
dont les chefs croisaient sur le scrotum, et passaient
en diagonale sur le côté, avant de se rattacher à la
partie antérieure de la ceinture. Cet appareil fut
convenablement serré, afin de s'opposer à l'engorgement excessif des parties, et de tenir dans un
contact immédiat, complet et très intime, les lambeaux qui constituaient le scrotum, les cordons
spermatiques, les testicules et la nouvelle surface
du périnée. La compression s'exerçait aussi, mais
plus légèrement, par le même appareil, sur les
aines et autour de la base de la verge; mais il ne
parut pas possible de faire mieux, que de laisser
tout le reste de cet organe, avec sa nouvelle enveloppe, entièrement libres.

La tumeur, pesée environ une heure après son
extirpation, était de cinquante-quatre livres. On
estima environ six livres, la quantité de sérosité qui
s'était écoulée pendant ou depuis l'opération.

Les détails dans lesquels entre ensuite M. Delpech,
relativement au traitement, montrent que ce malade n'a éprouvé d'autres symptômes que ceux qui
accompagnent les grandes opérations. Malgré les

précautions minutieuses prises par cet habile opérateur, une partie du fourreau de la verge tomba
en gangrène et laissa cet organe à nu, mais il se
recouvrit de bourgeons charnus qui firent plus tard
la base d'une bonne cicatrice. A part quelques abcès
sous-cutanés, la cicatrisation marcha lentement,
et ne fut complète que vers la fin de novembre.
Cinq mois après, Authier mourut d'une maladie
tout-à-fait étrangère à celle-ci; il succomba sous
l'influence d'une hépatite.

De ce que, jusqu'ici, on n'a vu que des succès à
la suite de l'amputation de ces tumeurs, il ne faut
pas en conclure qu'il en soit toujours ainsi. Voici
un fait que je tire de l'ouvrage de Chopart, et qui
démontre que cette opération peut être prompte-
ment mortelle. Au reste, c'est le seul cas de ce
genre que je connaisse.

14.me *Observation.*

M. Raymondon, chirurgien à Castres, en Albi-
geois, a pratiqué, sans succès, cette opération à un
homme âgé de quarante-deux ans, et qui avait une
tumeur au scrotum, à peu près de la même nature
que celle du Nègre, mais bien moins volumineuse.
Cette tumeur, de la forme d'une poire, n'avait que
vingt-trois pouces de longueur, et trente-deux de

circonférence dans sa partie la plus large : son sommet formait un gros pédicule allongé, et qui comprenait les deux cordons des vaisseaux spermatiques ; le testicule droit et la verge retirée et cachée sous la peau. On ne put distinguer le testicule gauche. Le prépuce avait prêté à l'extension des tégumens, et présentait une ouverture d'où s'écoulaient les urines. La surface de la tumeur était parsemée de veines variqueuses, dont quelques-unes avaient la grosseur d'une plume à écrire ; sa consistance annonçait qu'elle était composée en grande partie de substances solides, et l'on sentait vers le centre une mollesse et une sorte d'ondulation de liquide. Elle s'était formée depuis treize ans. Elle avait d'abord l'apparence d'un corps glanduleux arrondi, situé dans le scrotum, entre les testicules, et totalement séparé de ces organes. Ce corps, parvenu à la grosseur d'une noix, parut uni au testicule gauche ; son accroissement fit des progrès continus, surtout pendant les trois dernières années, et les parties du scrotum très distendues s'épaissirent par l'amas de matières humorales qui, s'endurcissant, lui donnèrent plus de fermeté et de consistance. Cette masse ne causait pas de douleur et n'incommodait que par son poids et son volume ; M. Raymondon, croyant qu'elle contenait un liquide épanché, y fit une ponction avec un trois-quarts qu'il enfonça profondément, sans qu'il s'en écoulât aucune humeur : une seconde ponction ne fut pas plus heureuse. Le lendemain, d'après l'avis et en présence de plusieurs consul-tans, il amputa cette tumeur vers son sommet, en conservant la verge et le testicule droit, qui était sain: le testicule gauche, étant altéré, fut emporté. Il s'écoula peu de sang. Pendant et après l'opéra-tion le malade eut des faiblesses, et vomit du vin et des alimens corrompus. Il n'avait subi aucune préparation, et avait été si peu surveillé pour son régime, qu'on ignorait qu'il eût copieusement dé-jeûné le jour de l'opération, pour être plus en état de la soutenir. Il y survécut si peu de temps, qu'il mourut six heures après, s'étant plaint de douleurs dans la région épigastrique, ayant désiré et bu de l'eau fraîche jusqu'au moment de sa mort. L'ouver-ture de son corps montra que les viscères du ventre et de la poitrine étaient sains et parfaitement cons-titués. La tumeur du scrotum pesait vingt-neuf livres. Elle présentait, du côté des tégumens, une masse solide, épaisse, blanchâtre, et de la nature d'une substance adipeuse, et renfermant dans le centre environ douze sacs membraneux, dont les uns contenaient une sérosité liquide, et d'autres du sang dissous. On a estimé le poids du liquide à neuf ou dix livres. Il est probable que l'intempérance de ce malade et le spasme qui l'a saisi pendant l'opération, malgré la sécurité qu'il marquait avant de la subir, lui ont causé une mort aussi prompte.

Le fait, comme il est aisé de le voir, ne peut et

ne doit nullement détourner les Chirurgiens de l'amputation de ces tumeurs, car ici la mort est due évidemment à l'intempérance du malade.

Les parties génitales de la femme peuvent, tout aussi-bien que celles de l'homme, être le siége de l'éléphantiasis ; ce qui suffirait certes bien pour faire repousser la dénomination de sarcocèle, sous laquelle on a voulu décrire cette maladie.

15.me *Observation.*

La nommée Hammet Fatorni, âgée d'environ trente ans, femme d'un fellah du Kaire, entra à l'hôpital civil pour y être traitée de deux tumeurs énormes, qu'elle portait depuis plusieurs années.

Ces tumeurs, dont la figure dessinée par M. Redouté, membre de l'institut d'Égypte, est annexée à l'observation, étaient placées l'une à côté de l'autre, sur les bords de la vulve, contiguës en devant, et un peu écartées en arrière. Elles paraissaient avoir pris naissance dans les grandes lèvres, car on ne trouvait aucun vestige de ces replis tégumenteux, non plus que des nymphes. Elles étaient à peu près de la même grandeur. Chacune d'elles ressemblait à la tête d'un enfant : elles étaient rugueuses, inégales dans les trois-quarts de leur périphérie, lisses en dedans, d'un rouge violet ; leur

bord saillant , ou plutôt la base, était couverte de
croûtes pustuleuses , comme celles du sarcocèle
d'Ybrahim, et laissant échapper une humeur analogue et d'une odeur désagréable. Ces tumeurs
étaient suspendues, ou attachés par des racines assez
minces, aux branches des ós ischions ou pubis.

Elles étaient dures, insensibles et comme squir-
reuses, chacune d'elles avait treize pouces et quelques lignes de circonférence, quatre pouces et demi
dans le diamètre transversal, et sept pouces de
hauteur. Cette femme, d'une constitution maladive,
avait les pieds attaqués d'un commencement d'éléphantiasis, les lèvres épaisses et de couleur plombée,
les gencives pâles et ulcérées , le visage décoloré,
les yeux tristes , l'appétit dépravé, et elle était
portée à la mélancolie; d'ailleurs , les fonctions
digestives se faisaient bien. J'attribuai la formation
du sarcocèle au vice éléphantiasique dont elle était
affectée. (Il est à remarquer que cette femme n'a-
vait jamais été réglée.)

Je me proposai d'extirper ces tumeurs , et je
commençai à préparer la malade par les remèdes
que j'avais déjà employés avec succès contre l'éléphantiasis; après six semaines de ce traitement, les
pieds, les jambes et les lèvres étaient dégorgés et
revenus à leur état naturel: la femme avait pris de
l'embonpoint ; les tumeurs s'étaient un peu ramol-
lies; l'humeur qui transsudait des petits ulcères recouverts de ces croûtes, était en moindre quantité,

et avait perdu de son odeur fétide ; enfin, j'estimais que la malade était dans le cas de subir l'opération.

La nécessité d'amputer le sarcocèle de cette femme et celui d'Ybrahim, avait été reconnue dans une conférence clinique, tenue à ce sujet, et l'opération en avait été fixée au lendemain, lorsque l'ordre de suivre l'armée, qui se mettait en marche pour Alexandrie, me força d'abandonner l'un et l'autre malades.

A cette observation de M. Larrey, nous pouvons en joindre une seconde de M. Gilbert, qui se trouve insérée dans l'ouvrage de M. Alard.

***

16.me Observation.

Marguerite Ponche, couturière, âgée de vingt-trois ans, d'un tempérament lymphatique, est entrée à l'hôpital des vénériens de Paris, le 31 juillet 1810, pour se faire guérir d'un engorgement indolent, situé dans le tissu des grandes et des petites lèvres génitales, de la muqueuse du vagin, du périnée, de l'entrée du rectum et du bord libre des fesses. La grande lèvre droite était de la grosseur d'un œuf d'autruche ; la gauche avait moins de volume. La surface de cette tumeur était d'un rouge assez foncé, dont la teinte devenait plus vive à la partie interne. On remarquait de petites écailles furfuracées qui se détachaient facilement. La malade avait eu, pendant six mois, une fièvre tierce. Après que la fièvre eut cessé, cette fille fut sujette à de fréquentes coliques, accompagnées de l'engorgement de la grande lèvre droite et d'une douleur vive dans le pli de l'aine. A la suite d'une violente colique de cette espèce, compliquées d'envie de vomir, la tumeur se trouva beaucoup augmentée, et c'est ainsi que, progressivement, elle est parvenue au volume et à l'état que nous venons de décrire.

Le 10 août suivant, nous fûmes témoins d'un de ces accès. D'abord céphalalgie, teinte jaune de la peau, langue chargée, ventre serré, vomissemens de matières bilieuses. La tumeur, jusqu'alors indolente, devint très sensible, se gonfla et se couvrit d'un rouge érysipélateux qui s'étendait sur la partie interne et supérieure de la cuisse; la malade éprouvait de la douleur dans le ventre vers l'ombilic.

Un vomitif et des topiques émolliens firent disparaître les symptômes gastriques et calmèrent l'inflammation. Le volume de la tumeur augmenta d'un quart par l'effet de cet accès. Les accidens dissipés, on reprit le traitement mercuriel auquel on avait soumis la malade, et qui fut tout-à-fait sans succès.

Enfin, la dernière observation que j'aie à citer, est celle du docteur Talrich, insérée dans la chirurgie clinique de Delpech.

17.ᵐᵉ *Observation.*

Thérèse Soulès, âgée de trente-et-un ans, est native du bourg d'Ils, en Catalogne. Cette femme, douée d'un tempérament bilioso-nerveux et d'une sensibilité extrême, était encore dans son enfance, lorsqu'elle vit paraître à ses parties sexuelles, une petite tumeur du volume d'une cerise, sans pédicule, assez dure au toucher, et sans changement de couleur à la peau qui la recouvrait. Elle se trouvait située à peu près à l'endroit où le mont de Vénus se confond avec la commissure antérieure des grandes lèvres, et ne paraissait être que le résultat de l'intumescence de ces parties.

Cette tumeur, qui augmentait à mesure que la jeune Thérèse avançait en âge, avait déjà acquis, à l'époque de la puberté, le volume d'une pomme ordinaire.

Thérèse, née de parens peu favorisés de la fortune, servait en qualité de domestique une dame qui l'aimait avec toute la tendresse d'une mère. Celle-ci, effrayée des progrès de la tumeur, se décida à la soumettre à l'examen d'un homme de l'art. Un médecin fut appelé; et après avoir attentivement considéré cette excroissance, il se résolut à ne rien entreprendre pour sa guérison, pensant qu'à son âge, Thérèse devait tout espérer des efforts de la nature, et que la première apparition des règles, qui déjà commençaient à se faire pressentir, pourrait amener une révolution des plus heureuses pour la résolution de la tumeur.

Bercée par les douces illusions de cette flatteuse espérance, Thérèse s'abandonnait avec confiance à des promesses rassurantes, mais trompeuses, et dont elle ne fut que trop tôt désabusée. L'excroissance, au lieu de diminuer insensiblement, comme on le lui avait prédit, s'accrut avec tant de rapidité, que, quatre ou cinq années après, elle égalait en grosseur un melon, et qu'à l'âge de trente-et-un ans, époque à laquelle je la vis pour la première fois, elle pendait entre ses cuisses jusqu'à trois pouces au-dessus des genoux, son plus grand diamètre étant de quatorze pouces, et sa circonférence, prise horizontalement, d'un pied et demi.

Thérèse relevait en arrière ce corps incommode par son volume, et après l'avoir assujetti dans cette position, à l'aide d'un suspensoir, elle était libre dans sa démarche; elle pouvait même s'asseoir sur la tumeur, sans éprouver aucune douleur. Cependant, ce n'était qu'en relevant cette masse en avant et jusqu'à la hauteur de l'ombilic, qu'elle pouvait uriner avec facilité, et laisser voir parfaitement à nu ses parties sexuelles. La portion antérieure des grandes lèvres, voisine de leur commissure, et particulièrement celle du côté droit, faisait partie de ce corps, et le clitoris, considérablement allongé par son poids, se trouvait caché au-dessous du

pédicule de l'excroissance, mais pas assez, néanmoins, pour qu'on ne pût le palper dans toute sa
longueur : le reste des parties était dans un état
d'intégrité parfaite.

Des circonstances alarmantes, auxquelles la malade
était loin de s'attendre, au lieu d'abattre son
courage, ne servirent, au contraire, qu'à le relever.
Elle se soumit avec résignation à courir les chances
d'une opération douloureuse : elle vint implorer
mes soins ; elle vint enfin réclamer ces ressources
chirurgicales, que je lui avais tant de fois offertes,
mais en vain.

Quelques accès fébriles, qu'elle attribue à un
excès de travail ; un dépôt assez considérable qui
se forma dans la tumeur et qui s'ouvrit, deux ou
trois jours après, dans le centre de sa face antérieure ; une suppuration abondante qui jeta la malade dans un grand épuisement ; les craintes qui
furent les suites naturelles de ces événemens im-
prévus : voilà les motifs déterminans de sa résolution inespérée.

Les succès que venait d'obtenir récemment
M. Delpech, dans l'opération d'une maladie semblable, mais pratiquée sur un homme, et que l'é-
tendue de la tumeur et les obstacles en tout genre
dans le procédé opératoire employé par cet habile
praticien, rendaient encore plus remarquables, m'ins-
pirèrent de la confiance et je me décidai à faire
l'opération.

Thérèse, préparée depuis huit jours par une diète sévère, et un purgatif administré l'avant-veille du 24 décembre, jour fixé pour l'opération, fut placée sur une table peu élevée, couverte d'un léger matelas. Elle était couchée sur le dos, les cuisses écartées, maintenue dans cette position par plusieurs aides. La tumeur était relevée et soutenue dans un état de tension, par M. Do, élève intelligent, sur lequel je pouvais compter. Je pratiquai au point d'insertion de cette excroissance, avec un bistouri légèrement convexe sur son tranchant, deux incisions latérales, semi-elliptiques de haut en bas, et réunies à leur sommet. Je disséquai dans le même sens, et légèrement, les deux petits lambeaux que je devais conserver pour la réunion, jusqu'à ce que j'eus rencontré le clitoris, que je dégageai alors, par la dissection de son enveloppe, avec la plus grande facilité. Je terminai l'ablation de cette tumeur par la section ménagée des tégumens qui la tenaient inférieurement confondue avec la commissure antérieure des grandes lèvres. Une hémorragie assez considérable, fournie par une quantité de très petites artérioles, alarma un peu la malade; mais l'appareil que nous lui appliquâmes, composé de quelques gâteaux de charpie très fine, recouverts d'amadou, de compresses et d'un bandage en T, suspendit cette effusion de sang, qui se répéta, néanmoins, mais sans danger, quelques heures après que la malade eut été placée dans son lit. Trente-six heures après l'opération, l'appareil se trouvant baigné de pus et d'urine, fut changé et remplacé par un gâteau de charpie sèche, appliqué sur la réunion des deux lambeaux, que je recommandai à la malade de maintenir dans cet état, par le rapprochement des cuisses. Très peu de fièvre fut observée les jours suivans: la malade commença à prendre un peu de nourriture, et l'entière cicatrisation de la plaie, accompagnée de l'accroissement progressif des forces de la malade, fut obtenue trente-deux jours après l'opération.

SECONDE PARTIE.

M. Alard, dans l'excellente Monographie qu'il a publiée sur l'inflammation des vaisseaux absorbans lymphatiques, a démontré de la manière la plus évidente, que la maladie décrite par Prosper Alpin, sous le nom de hernie charnue; que l'hydrocèle endémique observé par Kœmpfer sur les côtes du Malabar; que l'*andrium* des Indiens, que la maladie glandulaire de Barbade, que Hendy a eu l'occasion de voir souvent; que les prétendus sarcocèles dont on vient de lire quelques observations; que toutes

ces maladies, dis-je, n'étaient autre chose que
l'éléphantiasis, dont Rhazes nous a laissé un tableau,
sinon complet, du moins assez exact. En cela je
suis de l'avis de M. Alard, mais nous différons
ensuite avec cet auteur sur le siége et sur la nature
de cette maladie.

Dans l'éléphantiasis du scrotum, presque toujours
la verge et les testicules restent sains au milieu de
la tumeur. C'est ce que prouvent toutes les observations, à l'exception peut-être de Charles de Lacroix, et encore est-il fort incertain que le testicule
emporté par Imbert de Lormes fût malade.

La maladie occupe exclusivement les tissus am-
bians, c'est-à-dire, le tissu cellulaire sous-cutané
et la peau elle-même. Cependant il est essentiel
d'observer que ce dernier organe ne participe pas
toujours et d'une manière invariable à l'état maladif,
et que le plus souvent, lorsque la peau revêt tous
les caractères de l'éléphantiasis, ce n'est pas dans
toute l'étendue de la tumeur, mais seulement dans
certains points que l'on voit cette altération. Le
tissu cellulaire, au contraire, est toujours et invaria-
blement le siége de la maladie, il en est le caractère
anatomique constant.

Les lames qui composent le tissu cellulaire sous-
cutané acquièrent, dans l'éléphantiasis du scrotum,
un accroissement prodigieux ; elles circonscrivent
des cavités plus ou moins grandes, dont quelques-
unes égalent la grosseur du poing ; leur structure

devient très solide, fibreuse; elles prennent un aspect souvent nacré.

Dans les cavités qu'elles forment on trouve de la sérosité citrine, et, au centre de ce liquide, on aperçoit un corps arrondi, de consistance le plus souvent gélatineuse, et dont le centre paraît plus dur que la circonférence; quelquefois même ce centre est comme cartilagineux. Ces corps s'échappent de la cavité cellulaire dès qu'elle est suffisamment ouverte. A leur transparence on les prendrait pour des kystes détachés de la tumeur, mais la moindre attention suffit pour montrer qu'ils sont solides et non remplis d'un liquide.

Dans un seul cas, celui cité par M. Roux, on a trouvé, au lieu d'un tissu cellulaire ordinaire, un tissu lardacé au centre et comme encéphaloïde à la circonférence; mais il faut bien se rappeler que, dans aucune circonstance, la maladie n'a marché avec tant de rapidité que dans cet exemple. Et j'ai démontré ailleurs, que lorsque le tissu cellulaire est le siége d'une inflammation légère, il exhale une plus grande quantité de sérosité albumineuse: que si l'albumine qui est contenu dans ce liquide se dépose, il en résulte cette matière que Laënnec a nommée colloïde, et que celle-ci en se desséchant durcit et se convertit en cartilage. J'ai ensuite fait voir que lorsque l'inflammation qui a son siége dans le tissu cellulaire est plus forte, alors la sérosité exhalée est chargée de fibrine décolorée; que cette fibrine étant insoluble dans la sérosité s'en précipite immédiatement après l'exhalation, et qu'il survient de deux choses l'une : ou cette fibrine déposée adhère à une surface vivante , et, dans ce cas , elle constitue de fausses membranes , des lames , des brides, des cicatrices , des encépha-loïdes, des tissus lardacés; ou bien, elle reste isolée de toute part, la vie ne la pénètre pas , elle constitue les tubercules. Enfin, l'inflammation cellulaire étant encore plus forte, la fibrine passe même avec son enveloppe colorante , et, se déposant, forme des caillots. Or, c'est ce qui a eu lieu dans ce cas par-ticulier. L'inflammation ayant été plus vive qu'elle ne l'est ordinairement dans cette affection, au lieu de sérosité albumineuse, il a été exhalé de la séro-sité fibrineuse , et celle-ci , s'étant prise en masse , a formé un tissu encéphaloïde; celui-ci s'est durci au noyau, au point le plus anciennement malade, et là a constitué un tissu lardacé ; à la circonférence où il était plus récemment déposé, il conservait encore de la mollesse. Enfin, quelques cellules plus enflammées encore que les précédentes, ont exhalé du sang pur, ou, en d'autres termes, de la sérosité chargée de fibrine colorée. Ainsi , ce fait qui semble éloigné de tous les autres s'en rapproche beaucoup , et mérite d'être signalé comme une des variétés que peut offrir le tissu cellulaire dans l'élé-phantiasis du scrotum.

Le tissu cellulaire , dans cette maladie, offre peu

de sensibilité, mais il renferme beaucoup de capillaires artériels très dilatés ; je ne conçois pas comment la plupart des auteurs ont pu avancer le contraire. Il est vrai qu'ils n'ont observé la maladie
que sur le cadavre; ceux qui ont pratiqué l'amputation n'ont certainement pas commis cette erreur.

La peau qui recouvre ces tumeurs reste quelquefois parfaitement saine, elle conserve tous les
caractères anatomiques qui lui sont propres, seulement son épaisseur diminue par suite de la distension qu'elle éprouve, et elle offre un aspect un
peu violacé à cause de la difficulté qu'a le sang
veineux de circuler dans cet organe.

D'autres fois, et ce sont les cas les plus fréquens,
la peau est réellement malade. Cette altération de
la peau est variable : tantôt elle est simplement
hypertrophiée dans tous ses élémens; tantôt elle
est transformée en un tissu lardacé plus ou moins
épais ; dans quelques cas, la surface présente des
tubercules dûs évidemment à la distension d'une
ou de plusieurs cellules du derme; d'autre fois on
y remarque de simples inégalités qui rendent la surface cutanée comme raboteuse, et qui tiennent
également à l'inégale distension des cellules. Parfois, lorsqu'une fluxion sanguine aiguë vient à avoir
lieu, on voit l'épiderme se crevasser et former des
gerçures plus ou moins difficiles à guérir, ou bien
l'épiderme n'est que soulevé, dans certains points,
sous forme de vésicules, et si celles-ci se rompent

naturellement ou par l'action de se gratter, dont les malades sentent à chaque instant le besoin, il s'épanche un liquide gélatineux au-dessus de la vésicule rompue. Ce liquide, en s'épaississant, constitue des croûtes qui, à leur chute, laissent, dans quelques circonstances, un ulcère d'une petite surface, mais difficile à cicatriser.

La peau qui a subi ces diverses altérations est dure, à peine sensible, blanche et pourvue de très peu de capillaires. Cependant elle est encore susceptible d'éprouver de fréquentes inflammations érysipélateuses.

Lorsque ces tumeurs ont acquis un certain volume, les ganglions lymphatiques des aines sont ordinairement fort gros, comme squirreux; mais leur grand développement n'a pas précédé la formation de la tumeur, il n'en a été que la conséquence. Ce qui le prouve, c'est que dans beaucoup de cas, ces ganglions restent sains, et que dans ceux où l'on a fait l'amputation, ils ont singulièrement diminué après l'opération.

Enfin, un des derniers caractères pathologiques que l'on a rencontré lors du développement de l'éléphantiasis, c'est l'oblitération, ou au moins la diminution du calibre des veines venant de la partie malade; mais cette altération est loin d'être constante dans cette maladie, elle manque très fréquemment, et jamais elle n'a été constatée, que je sache, pour l'éléphantiasis du scrotum.

Une chose bien digne de remarque dans cette maladie, c'est que les diverses altérations de la peau, dont j'ai parlé, ne se voient presque exclusivement que sur la partie antérieure de la tumeur, tandis que la peau des parties latérales et postérieure conserve ses caractères propres, surtout sa finesse. Cela viendrait-il de ce que les vaisseaux honteux externes se portent plus particulièrement en devant, ou bien à ce que la tumeur trouve de la facilité pour se développer en devant, tandis qu'en arrière et par côtés, les cuisses offrent un certain obstacle à son augmentation de volume? Quoi qu'il en soit, il n'en est pas moins vrai que cela constitue un point important, lorsqu'on veut faire l'amputation de la tumeur.

Au fur et à mesure que la tumeur scrotale acquiert du volume, on voit les poils du scrotum s'écarter les uns des autres, de manière à paraître rares sur la surface de la tumeur, quelquefois même ils finissent par tomber. En même temps le poids de la tumeur entraîne successivement vers le bas la peau de la verge, de telle sorte que celle-ci finit par s'enfouir peu à peu dans la tumeur. On a vu cependant quelques cas, dans lesquels la maladie ayant attaqué primitivement la peau du pénil, celui-ci est devenu très volumineux sans cesser d'être distinct des bourses. Ce dernier cas est beaucoup plus rare. Plus le poids de la tumeur est grand, plus le nombril descend vers le pubis.

Sans cesser d'être sains, les testicules et les cordons spermatiques, tiraillés par la tumeur, s'allongent, descendent et se trouvent parfois à un pied de l'anneau. Il en est de même pour la verge. Quand la peau n'est pas trop dure, on peut encore sentir ces organes dans la tumeur; mais, dans les circonstances où la peau a acquis une grande dureté, il devient absolument impossible de reconnaître la place occupée par ces organes. Seulement, on peut sentir l'extrémité du gland, en introduisant une sonde plus ou moins longue par l'ouverture urinaire.

Lorsque la verge est enfouie dans la tumeur, le prépuce, cédant au poids, descend, s'allonge et forme, depuis le gland jusqu'à la partie inférieure et antérieure de la tumeur, un conduit par lequel les urines s'écoulent; ce conduit forme une continuation du canal de l'urètre. Son ouverture extérieure est ordinairement calleuse, et laisse passer les urines qui sortent sans former de jet, mais encore soumises à la volonté, les autres organes urinaires n'étant pas malades.

Telles sont les diverses altérations anatomico-pathologiques qu'on trouve, lorsque le scrotum est attaqué par l'éléphantiasis. Ce simple exposé suffit pour montrer l'erreur dans laquelle sont tombés plusieurs médecins, relativement au siége de cette maladie.

Depuis Rhazes on regardait la peau comme le

siége exclusif de la maladie dont je m'occupe. Le
Dr James Hendy, ne voulant pas être en contradic-
tion avec les Anciens, s'efforça de repousser toute
analogie entre l'éléphantiasis des Arabes, et la maladie qu'il observait à l'île de Barbade , et prétendit
que cette dernière avait son siége dans les ganglions
lymphatiques. « Il faut s'attendre, dit-il, à voir ces
engorgemens dans les parties où il y a des glandes
lymphatiques : ainsi, lorsque celles du cou sont
affectées, la tête peut l'être en même temps; lorsque celles de l'aisselle deviennent malades, les
extrémités supérieures et les mamelles le deviennent bientôt : il en est de même du scrotum et des
extrémités inférieures. Les glandes lymphatiques
étant les parties à travers lesquelles la lymphe, qui
est absorbée de différens points, doit passer pour
aller au canal thoracique, il est évident que si ,
pour quelque cause que ce soit, les glandes sont
tellement malades que le fluide absorbé ne puisse
les traverser , il faut qu'il y ait accumulation entre
la glande et la partie où il a été absorbé d'abord ;
et lorsque les vaisseaux sont tellement distendus,
qu'ils ne sont plus capables d'une dernière extension, les cellules ou cavités du tissu cellulaire
doivent se remplir et se gonfler, en conséquence
du fluide épanché dans leur intérieur par les extrémités artérielles. »

Il est facile de combattre cette opinion du D^r
Hendy : 1° dans quelques cas les ganglions lympha-

tiques restent sains au milieu du tissu cellulaire malade ; 2° souvent ils deviennent squirreux ou tombent en suppuration , sans que la sérosité s'accumule dans le tissu cellulaire ; 3° par cela seul qu'ils sont hypertrophiés, les ganglions lymphatiques ne sont pas imperméables à la lymphe ; loin de là, leur fonction semble plus active ; 4° enfin, supposé qu'ils ne pussent pas absorber, le système veineux ne les suppléerait-il pas ?

Tout en repoussant l'idée du Dʳ Hendy, M. Alard est tombé dans une erreur encore plus grande. « Tout semble prouver, dit-il, que cette maladie affecte exclusivement le système absorbant lymphatique. Les ouvertures de cadavres ont présenté les glandes plus grosses que dans l'état naturel, les absorbans lymphatiques très dilatés, gorgés de lymphe et leurs parois affaiblies au point de ne pouvoir résister aux injections. On en a trouvé dont le volume égalait une plume à écrire, et l'on doit bien penser que les moins larges et les moins volumineux avaient subi une altération proportionnée à leur petitesse primitive. Aussi chaque accès fait-il augmenter l'engorgement par la rupture de quelques-uns d'entr'eux. »

D'après le docteur Alard, ces énormes engorgemens du scrotum tiendraient donc à la rupture de quelques vaisseaux absorbans lymphatiques, et à l'épanchement de leur contenu dans les mailles du tissu cellulaire dermoïde et sous-cutané. C'est

en vain que vous chercheriez dans tout l'ouvrage des
preuves à l'appui de son opinion; il n'a pas vu un
seul de ces vaissaux rompus; il les a trouvés, au
contraire, gros et gorgés de lymphe. Au reste, il
suffit, je pense, d'avoir présenté l'idée de M. Alard,
dans toute sa nudité, pour en faire voir la fausseté.

Le siége de la maladie n'est pas dans la peau
exclusivement, comme on le croyait depuis Rhazes, puisque cet organe reste sain dans quelques
circonstances, et que, lorsqu'il est affecté, son
altération ne s'étend ordinairement qu'à la surface
antérieure de la tumeur, les autres restant intac-
tes. J'ai montré aussi que l'éléphantiasis ne peut
consister dans un engorgement des ganglions lymphatiques, non plus que dans une rupture des vaisseaux absorbans lymphatiques. La seule altération
constante dans cette maladie, c'est celle du tissu
cellulaire; c'est donc dans le tissu que se trouve
le véritable siége de la maladie. En effet, on voit
toujours ses lames hypertrophiées, ses cavités
agrandies, et sa fonction, qui est l'exhalation d'un
fluide séreux, augmentée.

La description anatomique de ces tumeurs scro-
tales nous montre que le siége de la maladie est
réellement dans le tissu cellulaire sous-cutané. Il
en serait de même si nous étudions l'éléphantiasis
dans d'autres parties, à la face, aux membres.
Alors il serait aisé de voir que partout les caractères anatomiques sont les mêmes, et qu'il y a

identité parfaite entre l'éléphantiasis bien constaté des membres et celui qui attaque le scrotum. Dans plusieurs des cas rapportés par le Baron Larrey, il y avait coïncidence entre la maladie des bourses et celle des extrémités inférieures.

Maintenant pour parvenir à connaître la nature de cette maladie, il est nécessaire de jeter un coup-d'œil sur les symptômes et sur la marche que suivent ces tumeurs dans leur développement.

L'éléphantiasis du scrotum est une maladie essentiellement chronique. On voit des malades qui portent de ces tumeurs depuis plus de vingt ans. Il est des éléphantiasis qui débutent à l'occasion d'un coup reçu sur les bourses, d'autres commencent par une ulcération supeficielle au prépuce; quelques malades ne peuvent assigner aucune cause au développement de la tumeur; quelques autres enfin se rappellent avoir éprouvé des frissons, de la fièvre, une douleur aux bourses qui devenaient comme érysipélateuses, présentaient une corde noueuse que plusieurs malades comparent à un poisson. Tous s'accordent à dire que lorsque la fièvre a été passée, les bourses sont restées volumineuses, et ont grossi progressivement.

Au reste, quel qu'ait été l'état des bourses au début de la maladie, que le développement ait augmenté lentement, ou qu'il se soit manifesté brusquement à la suite d'une sorte d'érysipèle, la tumeur ne consiste, dans le principe, qu'en une espèce d'œdème, que la pression fait disparaître momentanément, et qui revient dès qu'on cesse d'exercer la compression. Alors encore la peau n'est presque jamais malade, car c'est rarement par elle que commence la maladie. Mais au fur et à mesure que ces tumeurs grossissent, la peau devient épaisse, dure dans sa partie antérieure; elle se gerce, se recouvre de vésicules, de croûtes, et quelquefois d'ulcères superficiels, d'où s'écoule un liquide jaunâtre. En même temps la surface cutanée devient le siége d'un prurit plus ou moins fort.

Une chose digne de remarque, c'est que quoique la tumeur augmente d'une manière lente et progressivement continue, néanmoins il arrive des momens où son accroissement se fait rapidement, comme par accès. Cet état aigu, venant se enter sur l'état chronique, se manifeste ordinairement par des frissons, la fièvre, une douleur aux bourses, une rougeur de ces parties, une corde noueuse se dirigeant vers les ganglions lymphatiques. Ces symptômes, après avoir duré peu de jours, disparaissent, mais la tumeur se trouve, dès cet instant, être fort accrue. Il faut avouer cependant que ces sortes d'accès ne sont pas évidens dans tous les cas, qu'il en est même qui en sont réellement exempts.

Hors l'état aigu, lorsqu'il se manifeste, les malades atteints d'éléphantiasis du scrotum, n'éprou-

vent d'autre incommodité qu'une gêne plus ou
moins considérable, surtout pendant sa progression,
causée par le volume et le poids de la tumeur, et
par sa position entre les cuisses. Toutes leurs fonctions s'exercent avec régularité : la digestion conserve toute son intégrité, la respiration est libre,
la nutrition se fait bien, les malades ont de l'embonpoint. Les fonctions, en un mot, ne sont trou-
blées que tout autant que l'éléphantiasis est compliqué de toute autre maladie. Vous avez vu qu'une
hernie peut coexister avec la tumeur scrotale ; j'ai
été à même de voir un individu atteint, à la fois,
d'éléphantiasis aux jambes et au scrotum, et qui
portait une maladie de cœur. Ces complications,
comme il est facile de le prévoir, doivent entraîner
des symptômes qu'il faut soigneusement distinguer
avant d'entreprendre l'amputation. Il faut aussi
s'assurer si les malades, malgré le volume de la
tumeur, éprouvent des érections et même des éjaculations, et si leurs urines coulent librement. Ce
n'est que par ces données qu'on peut acquérir la
certitude que les organes génitaux sont exempts
de toute espèce de maladie. C'est donc bien à tort
que l'on a voulu faire considérer l'éléphantiasis du
scrotum, comme tenant à un *vice* particulier. On
s'est appuyé sur ce que des amputations pratiquées
sur un membre éléphantiaque n'ont pas été couronnées de succès, que la maladie s'est reproduite
plus haut ; mais ces faits ont été observés sur des

malades chez lesquels l'éléphantiasis était dû à l'oblitération d'une veine. Ils ne prouvent donc rien.

Quelques auteurs ont comparé, avec juste raison, l'éléphantiasis à l'érysipèle, non à l'érysipèle simple, mais à celui que nous appelons œdémateux, c'est-à-dire, à une inflammation du tissu cellulaire sous-cutané. Il y a cependant cette différence que l'érysipèle est une maladie aiguë , tandis que l'éléphantiasis est une maladie chronique; c'est, si vous voulez exprimer mon idée en termes ordinaires , un érysipèle chronique, qui quelquefois passe accidentellement à l'état aigu , sans perdre son caractère de chronicité.

Ici, j'entrevois que l'on va me faire plusieurs objections: 1° me dira-t-on peut-être, MM. Bouillaud, Gaide, etc. , ont présenté des exemples dans lesquels l'éléphantiasis était évidemment entretenu par l'oblitération, ou au moins la diminution du calibre d'une veine; vous-même vous avez dit, plus haut, avoir observé un double éléphantiasis du scrotum et des jambes, entretenu par une maladie du cœur. Je suis certes bien loin de nier ces faits. Je crois que, dans ces cas, le développement de l'éléphantiasis a été favorisé par cet obstacle à la libre circulation, mais ces altérations anatomiques ne suffisent pas pour entraîner cette maladie. Combien de fois, en effet, ne voyons-nous pas des obstacles exister dans la circulation, sans que pour

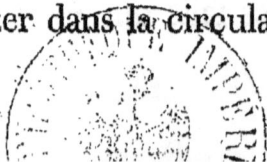

cela il y ait éléphantiasis? Ces obstacles entraînent
bien un œdème, mais l'œdème est bien différent
de l'éléphantiasis. Toute la différence vient de la
nature du liquide contenu dans les cavités cellulaires. Quand le tissu cellulaire exhale comme à
l'ordinaire de la sérosité, et que ce liquide ne peut
être absorbé, il séjourne dans le lieu où il a été
exhalé, mais sa composition chimique ou physique
n'ayant pas changé, ne contenant encore que de
deux à trois pour cent d'albumine, il conserve sa
fluidité, passe facilement d'une cellule dans une
autre. La peau ne s'hypertrophie pas, n'augmente
pas d'épaisseur; loin de là, ses cellules s'imprègnent
de ce fluide, elle devient transparente, sa densité
est diminuée, elle se laisse aisément déprimer, et
par sa distension devient plus mince. Dans ces cas,
il n'y a par conséquent qu'œdème, et il ne peut y
avoir autre chose.

Maintenant, changez les conditions, supposez
qu'il y ait une phlegmasie du tissu cellulaire chronique. Il y aura également présence d'une grande
quantité de sérosité dans les cavités cellulaires.
Celle-ci se trouvera accumulée dans ce point, non
en vertu d'un défaut d'absorption, mais parce que
l'exhalation séreuse aura été plus abondante. Cependant, par ce simple changement, la nature du
liquide exhalé sera bien différente. J'ai, en effet,
démontré ailleurs que lorsque le tissu cellulaire
s'enflamme, il exhale dans ses cavités de la sérosité

plus ou moins albumineuse, c'est-à-dire, que l'albumine se trouve être alors dans la proportion de six à huit pour cent, tandis que dans l'état ordinaire elle n'est que de deux à trois au plus; cette proportion peut encore dépasser huit pour cent dans beaucoup de cas. Il ne faut pas croire que ce changement, dans la proportion de l'albumine, tienne à ce qu'il en serait exhalé une plus grande quantité : non, elle est due uniquement à ce que la quantité d'eau qui entre dans la composition de la sérosité est diminuée. Il est clair que, lorsque deux produits sont mélangés dans une certaine proportion, vous changez cette proportion, soit que vous diminuiez un de ces produits, soit que vous l'augmentiez.

Ainsi, soit que je jette un coup-d'œil sur les symptômes qui se montrent pendant la formation de l'éléphantiasis, soit que j'examine la nature du produit contenu dans les tumeurs, je suis toujours amené à conclure que l'éléphantiasis est le résultat d'une phlegmasie, et cette phlegmasie occupe le tissu cellulaire.

Presque toujours la peau devient malade dans ces inflammations chroniques du tissu cellulaire sous-cutané, et il me paraît presque impossible qu'il en soit autrement. Comment serait-il possible que les capillaires qui passent du tissu cellulaire à la peau, pussent devenir le centre d'une fluxion sanguine, sans que le sang se portât jusqu'à leurs

extrémités, jusqu'au derme? Ce n'est que lorsque
le tissu cellulaire n'est enflammé que dans ses
parties profondes, dans les lieux éloignés de la
peau, que celle-ci peut, à la rigueur, rester
intacte; mais toutes les fois que la phlegmasie
est sous-cutanée, cet organe doit nécessairement
participer à l'état pathologique. Voilà pourquoi
on la voit presque toujours malade dans l'éléphantiasis.

2º On pourra encore objecter que, dans quelques cas, on n'aperçoit absolument aucun symptôme érysipélateux, et qu'alors il est bien difficile
de reconnaître la nature inflammatoire de la maladie.
D'abord, je ferai observer que les exemples dans lesquels l'inflammation n'est pas évidente à une époque
ou à une autre, sont très rares, que ce sont précisément ceux dans lesquels la peau est restée saine.
Cependant, en étudiant attentivement la marche
de la maladie, on finit par apercevoir des caractères
évidens d'inflammation. Ainsi, si vous relisez l'observation de Bessières, vous verrez qu'un jour, à
la suite d'une chute qu'il fit du haut d'une cha-
rette, ses bourses augmentèrent beaucoup de
volume, elles devinrent momentanément le siége
d'une douleur; le malade, à ce qu'il m'a raconté,
y sentit une chaleur assez forte, et cependant,
comme il le remarqua bien, ce fut sans éprouver
les érysipèles ordinaires. Il n'est donc pas absolument indispensable que la phlegmasie se montre à

la peau, pour reconnaître la nature inflammatoire de la maladie.

Il serait difficile d'ajouter beaucoup à ce qu'a dit M. Alard, relativement aux causes qui peuvent favoriser le développement de l'éléphantiasis. Il a montré avec beaucoup d'esprit et de sagacité, que cette maladie est due le plus souvent au passage brusque du chaud au froid, ou à des courans d'air frais venant frapper sur un corps échauffé. Des discussions approfondies dans lesquelles il est entré, il en résulte que si cette maladie est endémique dans certains pays, comme la zone torride ou quelques contrées particulières de l'Europe méridionale, c'est parce que leur atmosphère, habituellement chaude, est rafraîchie tout à coup, à certaines époques de la journée, par des vents réguliers.

Si à ces causes générales, bien propres à favoriser le développement de toute sorte d'érysipèles, vous ajoutez une cause déterminante, comme un coup sur les bourses, une ulcération, une dartre, etc., vous verrez la phlegmasie du tissu cellulaire suivre une marche chronique, soit qu'elle débute sous cette forme, soit qu'elle ait été précédée de l'état aigu.

Les guérisons spontanées de l'éléphantiasis du scrotum sont excessivement rares, cependant le Dr Hendy en rapporte un exemple trop remarquable pour ne pas le citer ici.

M. R....., père de famille, avait le scrotum prodigieusement enflé par l'effet de plusieurs atta-

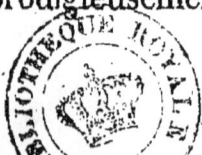

ques successives de la maladie endémique à Barbade. En 1774, il éprouva les symptômes fébriles ordinaires, et le scrotum fut très enflammé et très distendu. Peu de jours après, vers le matin, il fut éveillé en sursaut par une humidité désagréable autour des cuisses : c'était un fluide clair et quelquefois comme coloré de sang, qui s'épanchait par une crevasse formée à la peau du scrotum : on en versa quelques onces dans un bassin, et bientôt après il était devenu un parfait coagulum d'apparence laiteuse, mêlé d'un autre fluide de couleur livide. Peu de mois après il survint une pareille attaque, accompagnée d'une évacuation semblable, au moyen de laquelle le scrotum fut presque réduit à son volume ordinaire.

Malheureusement, l'expérience démontre qu'il faut peu compter sur de telles guérisons. L'art est presque toujours obligé de venir au secours de la nature dans cette maladie.

Le traitement de l'éléphantiasis du scrotum doit varier, suivant le moment dans lequel on est appelé à le combattre. Il doit différer suivant qu'on voit les malades pendant la période aiguë, ou pendant que la maladie n'est pas accompagnée d'un état inflammatoire bien prononcé. Il doit encore être différent, suivant que l'éléphantiasis est encore à son début, ou qu'il date d'un temps plus ou moins éloigné.

L'éléphantiasis peut commencer, ai-je dit plus

haut, de deux manières distinctes : tantôt il marche, dès le principe, avec tous les caractères d'une affection essentiellement lente, chronique; tandis que, dans la plupart des circonstances, son invasion est brusque, il affecte tous les caractères d'une maladie érysipélateuse. Il est rare que, dans le premier cas, le médecin soit d'abord appelé; ce n'est guère que lorsque les bourses ont acquis un gros volume, lorsque la maladie date déjà de quelque temps, que les malades consultent le médecin. Un médicament qui m'a paru très favorable pour dissiper ces engorgemens du tissu cellulaire, quand la maladie n'est pas fort ancienne, c'est l'hydriodate de potasse administré en frictions. Après avoir opéré Bessières, la peau saine que je me proposais d'employer pour faire le fourreau de la verge, remonta très haut dès qu'elle ne fut plus tirée vers le bas par le poids de la tumeur, et le pénil se trouva couvert par une peau malade, que je craignis de voir tomber en gangrène si je la détachais. Je la laissai cependant à regret, dans la crainte que la maladie ne se reproduisît; mais, à ma grande satisfaction, des frictions avec l'hydriodate de potasse lui firent reprendre sa souplesse ordinaire, à peu de choses près.

Au reste, ce médicament ne peut convenir que lorsqu'il n'y a pas de phlegmasie aiguë dans le tissu cellulaire, et il devient d'une utilité absolue toutes les fois que l'albumine contenue dans les cavités cellulaires s'est coagulée, ce qui a lieu lorsque la maladie est ancienne, et que les bourses ont acquis un gros volume. Il ne peut que dissiper l'œdème.

Une autre méthode qui m'a paru très convenable, c'est la compression. Je pourrais citer plusieurs exemples, dans lesquels la compression a suffi pour faire disparaître des œdèmes tendant à passer à l'état éléphantiaque. Cependant, je dois avouer que seule elle n'est pas toujours accompagnée de succès. Il faut y joindre des scarifications qui transversent la peau, et pénètrent dans le tissu cellulaire sous-jacent. Il n'est pas nécessaire de faire des incisions longues, les moindres ouvertures suffisent, pourvu qu'elles dépassent le tissu cutané, mais immédiatement après il faut exercer une compression bien méthodique.

Ce dernier mode de traitement, c'est-à-dire les scarifications profondes suivies de la compression, convient même dans la période aiguë, lorsque les bourses sont le siége d'une inflammation érysipélateuse. En agissant ainsi, on ne fait qu'imiter la nature. La crevasse qui s'est opérée au scrotum, dans l'observation précédente, et par laquelle s'est écoulé le liquide contenu dans les cavités cellulaires, est imitée par l'art en suivant la méthode que j'indique. On reprochera peut-être à ce moyen d'augmenter l'irritation et la phlegmasie, mais ce reproche serait mal fondé. Depuis long-temps, dans les érysipèles œdémateux et phlegmoneux, je n'hé-

site pas, dès que je suis appelé, à faire des scarifications et puis la compression, et je puis assurer
que par ce traitement j'obtiens des guérisons très
promptes. Les antiphlogistiques, les émolliens, les
vésicatoires, la compression seule, moyens que j'ai
tous employés ou vu employer par d'autres, ne
peuvent se comparer en rien à l'avantage que pro-
cure la méthode que je propose. Ce qui fait si
souvent tomber en gangrène, dans cette maladie,
une partie du tissu cellulaire, c'est la violente
distension qu'éprouvent ses cavités par suite de
l'exhalation abondante qui a lieu dans leur intérieur.
Or, en pratiquant des scarifications on donne issue
à ces liquides, et par la compression on fait adhérer
leurs parois les unes aux autres. Je puis affirmer
que tout médecin qui mettra ce traitement en pratique le plus tôt possible, lui donnera certainement
la préférence, car il sauvera presque tous ses malades, et vous savez que les érysipèles œdémateux
et phlegmoneux sont bien souvent mortels chez les
personnes un peu âgées.

La fièvre qui accompagne la période aiguë de
l'éléphantiasis, mérite de fixer l'attention des praticiens. Tantôt elle n'est que symptomatique, et
tantôt elle précède le développement de la maladie
cellulaire et cutanée. Dans ces deux cas, elle est
le plus souvent compliquée d'affection gastrique,
et cette complication doit être attaquée par les
moyens convenables.

Lorsque les divers traitemens dont je viens de parler ont échoué, lorsque les bourses ont acquis un développement énorme, lorsqu'elles descendent, par exemple, jusqu'aux genoux ou jusqu'aux malléoles, alors il ne reste qu'une seule ressource, c'est de délivrer les malades de ces tumeurs par une opération. Si l'on en croit M. Alard, une expérience funeste semble avoir démontré que, malgré leur grande incommodité, on ne doit jamais recourir à l'amputation, comme on a cru pouvoir le faire tout récemment. Lorsqu'on a voulu, dans des cas désespérés, en venir à cette extrémité, par une bizarrerie à laquelle on était loin de s'attendre, le mal, qui ne paraissait être que local, s'est porté peu de temps après du côté opposé; ou bien, suivant une déviation plus funeste, a été se fixer sur l'un ou l'autre des viscères, où il a produit des accidens qui ont fait périr misérablement les malades.

Pour répondre à M. Alard, il n'y a qu'à consulter les faits : sur huit cas dans lesquels l'opération a été pratiquée pour emporter ces tumeurs, nous n'en trouvons qu'un seul, celui de Chopart, qui ait été suivi de la mort du malade. Hales, Imbert de Lormes, MM. Larrey, Roux, Delpech, Talric et moi, avons parfaitement réussi à délivrer les malades de leur dégoûtante infirmité. Quelques individus, toujours jaloux du mérite d'autrui, ont cherché à verser du blâme sur la belle opération faite par le professeur Delpech, et n'ont pas craint

de dire que son malade était mort des suites de
l'opération, tandis qu'ils n'ignoraient pas qu'Authier
était parfaitement guéri depuis plus de six mois,
quand il a succcombé à une hépatite, maladie qui
n'a aucun rapport avec la tumeur dont il a été délivré, mais qui tenait bien plutôt à la débauche et
aux excès que faisait tous les jours ce malheureux,
sans aucun ménagement pour sa santé.

Il n'y a donc réellement d'autre mort due à l'amputation que l'exemple cité par Chopart, et, dans
ce cas, évidemment la mort est due à l'imprudence
du malade, qui s'était gorgé d'alimens avant d'aller
subir l'opération.

Puisque sur huit amputations de tumeurs élé-
phantiaques du scrotum, sept ont incontestablement
été couronnées de succès, et que le huitième malade n'est mort que par imprudence, il me semble
que l'expérience ne confirme pas l'assertion de
M. Alard, et qu'il y a réellement moins de danger
à pratiquer cette opération, que ne le suppose cet
auteur. D'ailleurs, il n'y a pas d'autre moyen de
délivrer les malades de leur infirmité. A quoi ont
servi, en effet, les traitemens mercuriels qu'on a
prodigués, comme si ces tumeurs étaient véné-
riennes? De quelle utilité ont été les ponctions, les
sétons, les vésicatoires, les cautères, dont on les
a recouvertes? On n'a qu'à relire les observations
déjà citées, pour se convaincre de l'inefficacité de
tous ces moyens.

Toutes les fois donc qu'on a employé inutilement les frictions avec l'iode, les scarifications et la compression, et que, malgré ces traitemens, la tumeur a acquis un volume énorme, qu'elle gêne le malade par son poids et ses dimensions, et que celui-ci désire vivement en être délivré, je pense qu'on ne doit pas hésiter à pratiquer l'amputation.

Comme cette opération est une des plus graves qu'on puisse faire, il faut, avant de l'entreprendre, s'assurer avec beaucoup de soin de l'intégrité de tous les viscères. Si cette précaution eût été prise par Raymondon, certainement son malade n'aurait pas succombé avec tant de rapidité, et sur huit cas d'amputation nous aurions huit succès. Ce n'est pas que l'on puisse espérer de sauver tous les malades, mais du moins on peut affirmer que cette opération n'est pas toujours mortelle, malgré l'assertion contraire de M. Alard.

On ne peut tracer de règles générales pour la pratique de cette amputation, parce que tantôt la verge est séparée des bourses, et tantôt, au contraire, elle est enfouie dans la masse de la tumeur, où l'on ne peut la sentir, tandis que quelquefois on peut aisément l'y distinguer. La position des testicules est également une des circonstances qui peuvent entraîner des changemens dans le manuel opératoire, soit qu'ils se trouvent directement sur les côtés, soit qu'ils se trouvent perdus dans le centre de la tumeur. Cependant il est quelques observations importantes à noter, pour ceux qui, plus tard, voudront pratiquer cette opération.

La première chose à faire, c'est d'examiner avec soin l'état de la peau. Toute celle qui est épaisse et dure ne peut être d'aucune utilité ; on ne peut en former des lambeaux, non-seulement parce que la peau ainsi altérée ne peut s'enflammer au degré nécessaire pour qu'il s'établisse une adhésion entre les lambeaux conservés, mais encore parce que cette peau, une fois détachée, tomberait en gangrène, ne renfermant pas assez de capillaires pour la nourrir. On sait, en effet, que le tissu lardacé est presque exsangue. C'est ce qui est arrivé dans l'opération de Delpech et dans celle que j'ai faite moi-même.

Cependant il faut nécessairement former trois lambeaux destinés à recouvrir, l'un la verge et les deux autres les testicules. Ces derniers doivent être pris sur les parties latérales de la tumeur. Heureusement dans ces lieux la peau est toujours saine et remarquable par sa finesse. Quant à la peau qui doit former le lambeau supérieur, destiné à servir de fourreau à la verge, il faut observer qu'elle est le plus souvent malade. Tant que la tumeur tient au corps, cette partie du tissu cutané placée au-dessous du pubis, au niveau de la verge, est évidemment saine ; mais il faut se rappeler que lorsque la tumeur est enlevée, cette peau, qui se trouvait tiraillée vers le bas, remonte du côté de l'ombilic, et que vis-à-vis le penis on n'a plus alors que de la peau malade. Si l'on s'en servait, malgré son épaisseur, elle tomberait iné- vitablement en gangrène, comme on peut le voir, par l'exemple d'Authier, et les corps caverneux resteraient privés d'enveloppe. Au reste, cet acci- dent n'est pas aussi redoutable qu'on pourrait le croire, comme le montre également l'observation de M. Delpech.

Quand on voit la possibilité de former ces trois lambeaux, et qu'il n'y a aucune autre contre indi- cation à faire l'amputation de ces tumeurs, je pense qu'on doit recourir le plus tôt possible à cette opé- ration, sans attendre que l'éléphantiasis ait grossi d'une manière considérable.

Le malade doit être placé sur un plan solide, les fesses bien en dehors, les cuisses relevées, les jambes fléchies, et tenu dans cette position par un nombre d'aides suffisant. Un autre aide placé du côté opposé, où se trouve l'opérateur, doit soutenir la tumeur. Le chirurgien, armé d'un bis- touri convexe, placé d'abord à la droite du malade, fait une incision partant de l'anneau inguinal, des- cendant en ligne droite et un peu obliquement en devant, jusqu'à six pouces environ de l'anneau, puis il continue en décrivant une ligne courbe qui s'étend jusqu'à un pouce au-devant de l'anus. Cette incision faite, il dissèque ce lambeau latéral jusqu'à la racine de la cuisse, de manière à met- tre à nu toute la tumeur. Cette dissection doit être faite avec beaucoup de précautions, car la peau est dans ce lieu excessivement mince, et il est extrêmement facile de la perforer. Pendant ce temps de l'opération, on ouvre, surtout en haut, plusieurs branches dilatées des honteuses externes, et il est nécessaire de les lier avant de continuer.

Immédiatement après on répète la même chose du côté gauche. Ces deux lambeaux latéraux terminés, on fait une incision transversale et horizontale, unissant ces deux lambeaux latéraux au point de jonction de leur ligne courbe avec leur ligne droite, et l'on dissèque le lambeau quadrilatère, qui en résulte, jusqu'au niveau de la racine de la verge.

Les trois lambeaux étant formés et renversés, on procède à la recherche, non des cordons qu'il serait bien difficile de rencontrer et qu'on serait exposé à blesser, mais des testicules qu'il est plus aisé de trouver. Pour les découvrir on n'a qu'à presser la tumeur d'avant en arrière. Dès qu'on arrive sur le lieu vis-à-vis lequel les testicules sont placés, les malades éprouvent une douleur assez forte, qu'ils comparent à celle qui résulte réellement de la compression de ces organes. Alors on pénètre peu à peu plus profondément, et l'on ne tarde pas à trouver une sorte de cavité au fond de laquelle se voit parfaitement le testicule. Très souvent on peut y arriver sans le secours de l'instrument tranchant, par la seule action du doigt indicateur qui divise le tissu si mou avec la plus grande facilité. Parvenu au testicule, on peut aisément parcourir le trajet du cordon avec le même doigt, cet organe étant placé dans une sorte de gaîne très lâche. Les doigts suffisent-ils pour dégager le cordon, on n'emploie pas d'autres instrumens. Sont-ils insuffisans, on s'arme d'un bistouri boutonné, et l'on se sert du doigt indicateur comme d'un conducteur pour diviser, dans toute son étendue, l'espèce de canal qui loge le cordon. Après cela, on rejette cordon et testicule sur l'abdomen, et l'on fait la même manœuvre du côté opposé.

Dans ces divers temps de l'opération, il faut toujours lier les petites artères au fur et à mesure qu'on les a ouvertes. Au reste, ce qui pourrait faire croire que l'écoulement sanguin est plus abondant qu'il ne l'est réellement, c'est qu'il s'écoule, avec le sang, une quantité prodigieuse de sérosité de la tumeur. Il est essentiel d'en être averti pour ne pas s'en laisser imposer par l'apparence.

Les testicules étant relevés sur l'abdomen, on travaille à dégager la verge. Pour cela, il faut introduire un doigt dans l'ouverture par laquelle le malade urine, et ce doigt servant de conducteur, on incise la tumeur du bas en haut avec un bistouri boutonné, jusqu'à ce qu'on soit parvenu au gland. Une fois cette extrémité de la verge reconnue, il devient plus facile de dégager sa face supérieure du tissu morbide. Cependant, il ne faut pas se le dissimuler, la dissection de la verge est le temps le plus difficile de l'opération, non pas quand elle se trouve dans une sorte de canal, comme les cordons, mais quand les tissus qui l'environnent, ce qui arrive rarement, ont acquis une dureté lardacée jusque sur les corps caverneux. Heureusement presque toujours la partie du canal de l'urètre se trouve exempte de cette complication. M. Roux est le seul qui l'ait trouvé entouré de tissu lardacé. Ordinairement on peut aisément dégager la verge avec les doigts, quand sa face supérieure a été bien disséquée. Une fois dégagée, on rejette également la verge sur l'abdomen, et il ne reste plus qu'à abattre la tumeur. Cette partie de l'opération, qui semble, au premier aperçu, à beaucoup près la plus difficile, en est au contraire, pour ainsi dire, la plus facile. Au périnée le tissu cellulaire est extrêmement lâche, il se déchire aisément avec les doigts, c'est à peine s'il est besoin de temps en temps de donner quelques coups de bistouri. Il est inutile de disséquer et de mettre à nu successivement chaque organe, ce serait beaucoup trop long et il n'y aurait d'ailleurs aucun avantage. Il suffit d'avoir ouvert toutes les cavités cellulaires, pour que les liquides qu'elles contiennent s'échappent. Je dirai même qu'il serait de toute impossibilité de faire une dissection minutieuse du périnée. La tumeur n'a pas de limites dans ce point, elle n'est pas enkystée, des cellules se prolongent au milieu de tous les tissus, et il faudrait les y poursuivre. Ce n'est donc presque qu'avec les doigts que cette dissection doit être faite.

Lorsque toutes les cellules qui restaient au péri-

née ont été bien ouvertes, et que cette partie est
à nu, ou en d'autres termes, quand on a abattu
la tumeur, on abaisse les testicules, et on les
place dans leur position. Les cordons étant plus
longs et plus gros qu'ils ne le sont ordinairement,
ils forment des zigzags, on les recouvre avec les
lambeaux latéraux. Si ceux-ci étaient trop grands,
on en retrancherait une partie au moyen des ciseaux. On les unit ensuite par des points de suture
placés de distance en distance, et par des bandelettes agglutinatives situées dans leurs intervalles.
Ces points de suture ne doivent s'étendre que
jusqu'à la réunion des lignes courbes des lambeaux
avec les lignes droites.

On abaisse ensuite la verge, on l'entoure avec
le lambeau quadrilatère dont on retranche d'abord
une portion s'il est trop large, et dont on unit les
bords par quelques points de suture et des bandelettes agglutinatives. On réunit, après cela, les
nouvelles bourses au nouveau fourreau de la
verge, par un point de suture placé de chaque
côté de la ligne médiane.

Ce serait en vain qu'on chercherait à obtenir
une réunion parfaitement immédiate après cette
opération. Non-seulement il est de toute impossibilité de tailler des lambeaux qui s'adaptent parfaitement à des organes dont on ne peut connaître
la longueur et le volume qu'après l'opération, et
qui, par conséquent, laissent toujours quelque
petite surface à nu; mais encore, parce que la

peau employée à former soit les nouvelles bourses, soit le nouveau fourreau de la verge, n'est pas susceptible de s'enflammer au point de produire l'adhésion. M. Delpech, à qui je faisais part de cette difficulté que j'avais éprouvée pour la guérison de Bessières, m'assura qu'il l'avait observée également chez Authier. Cela n'empêche pas qu'on ne doive mettre les parties dans les conditions les plus favorables pour la réunion immédiate. Si quelque surface reste découverte, des bourgeons charnus finissent par s'y développer, et deviennent la base d'une bonne cicatrice, et si quelques petits abcès ont lieu, on les ouvre sans aucun inconvénient. Toujours la cicatrice marche avec lenteur, mais elle finit par avoir lieu. Une chose dont il est essentiel d'être averti, c'est que la peau des lambeaux, après l'amputation, ne tarde pas à devenir le siége d'une sorte d'érysipèle qui lui fait acquérir tout à coup une grande épaisseur; mais cette altération se dissipe peu à peu, et après la guérison les bourses nouvelles sont aussi fines que le scrotum ordinaire. C'est peut-être à cette épaisseur qu'est due la non-réunion immédiate des lambeaux. Une autre chose, enfin, dont on doit être informé, c'est que pendant les deux ou trois premiers jours il s'écoule une sérosité très abondante, quel que soit le soin avec lequel on ait disséqué le périnée. Ce n'est que plus tard que survient une suppuration qui, au reste, est toujours un peu séreuse.

L'amputation de ces tumeurs chez la femme ne présente pas, à beaucoup près, autant de difficultés que chez l'homme. On peut, pour le manuel opératoire, consulter à ce sujet l'observation intéressante du Dʳ Talrich, que j'ai rapportée plus haut.

On sent aisément que si ces tumeurs étaient compliquées de hernie, de sarcocèle ou d'hydrocèle, ou bien, si la verge était encore séparée des bourses, ou que la peau supérieurement fût malade, toutes ces circonstances devraient inévitablement entraîner des modifications dans le procédé à mettre en usage par le chirurgien. J'ai voulu seulement, dans ce mémoire, détruire ce préjugé que l'éléphantiasis du scrotum est une maladie au-dessus des ressources de l'art, jeter quelque jour sur la nature peu connue de cette affection, et indiquer approximativement ce qu'il convient de faire pour amputer ces tumeurs. J'aurai, je crois, par-là aplani la voie à ceux qui, par la suite, voudront entreprendre cette opération. Ils sauront éviter les obstacles qui nous ont arrêtés pendant le manuel opératoire, et pourront conséquemment pratiquer cette amputation avec plus de célérité que nous ne l'avons fait, et d'une manière plus convenable. Mais on n'ignore pas que tout essai ne peut s'élever à la perfection dès le premier abord.

FIN.

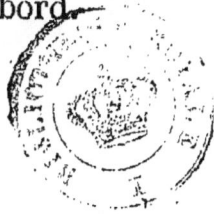

www.ingramcontent.com/pod-product-compliance
Lightning Source LLC
Chambersburg PA
CBHW071212200326
41519CB00018B/5488